YOGA PARA TIESOS

MARION DEUCHARS

TRADUCCIÓN DE CAROLINA SMITH DE LA FUENTE

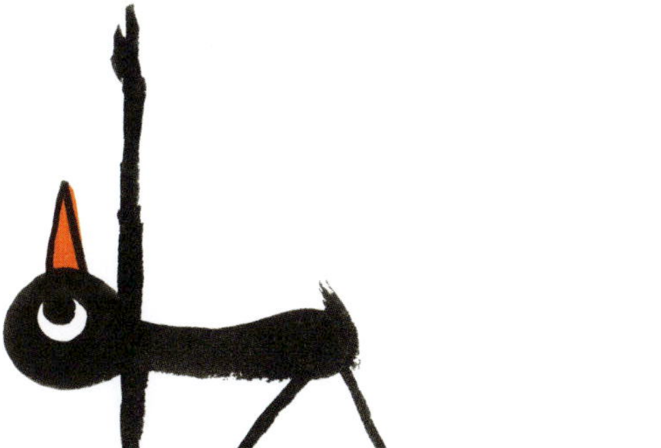

LUNWERG EDITORES

ESTE LIBRO SE HA ESCRITO PARA AYUDAR A LOS QUE DAN SUS PRIMEROS ALETEOS EN EL YOGA E INSPIRAR A QUIENES YA HAN ALZADO EL VUELO.

ES UN LIBRO PARA PÁJAROS DE TODOS LOS COLORES.

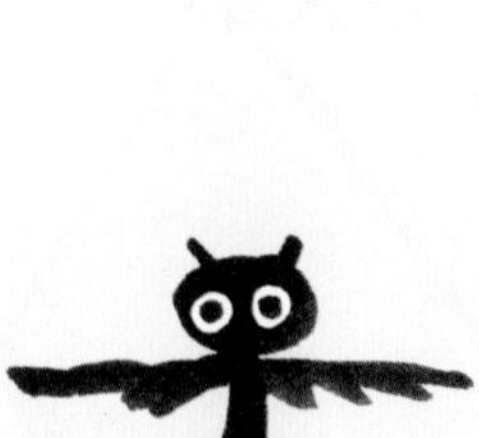

* ES RECOMENDABLE CONSULTAR A UN MÉDICO ANTES DE EMPEZAR UN NUEVO DEPORTE.

INTRODUCCIÓN

EL YOGA ES UNA FILOSOFÍA QUE SE DESARROLLÓ EN INDIA HACE UNOS 2.500 AÑOS, AUNQUE SE DESCONOCE LA FECHA EXACTA. LA PALABRA «YOGA» VIENE DEL SÁNSCRITO Y SIGNIFICA «UNIÓN» Y «CONCENTRACIÓN».

HOY EN DÍA SE SUELE ASOCIAR EL YOGA CON POSTURAS («ASANAS» EN SÁNSCRITO) QUE SE PUEDEN PRACTICAR PARA RELAJARSE, RESPIRAR MEJOR, ALIVIAR EL ESTRÉS, PONERSE EN FORMA O GANAR FLEXIBILIDAD, AUMENTAR LOS NIVELES DE SEROTONINA Y DESPERTAR UNA SENSACIÓN DE BIENESTAR. NUNCA ES TARDE PARA APRENDER Y DOMINAR ALGUNAS ASANAS.

PUEDES PRACTICAR YOGA EN CASA, EN UNA CLASE PRESENCIAL O POR INTERNET, PERO EMPIEZA POCO A POCO Y NO FUERCES EL CUERPO CON POSTURAS QUE TE RESULTEN MOLESTAS. MANTÉN CADA POSTURA MIENTRAS RESPIRAS PROFUNDAMENTE PARA QUE EL CUERPO, LA RESPIRACIÓN Y LA MENTE SE CALMEN. SI LA POSTURA ES INCÓMODA, SAL DE ELLA DESPACIO.

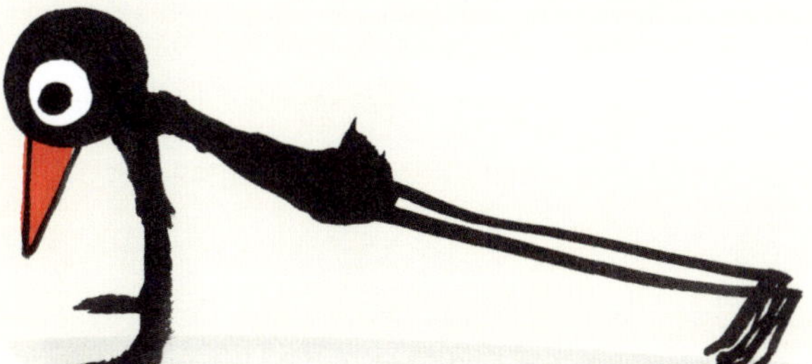

¿POR DÓNDE EMPIEZO?

EMPIEZA CON UNA POSTURA CÓMODA, SENTADA. ES UNA DE LAS QUE MÁS SE ASOCIA CON LA PRÁCTICA DE YOGA Y UNA BUENA OPCIÓN PARA EMPEZAR.

POSTURA SEDENTE

FÁCIL/CÓMODA

Sukhasana

SIÉNTATE CON LAS PIERNAS CRUZADAS. SI LO NECESITAS, SIÉNTATE SOBRE UN BLOQUE O UNA TOALLA ENROLLADA. RELAJA LOS HOMBROS Y ALARGA EL CUELLO. DEJA LAS MANOS SOBRE LAS PIERNAS.

RESPIRA PROFUNDA Y LENTAMENTE

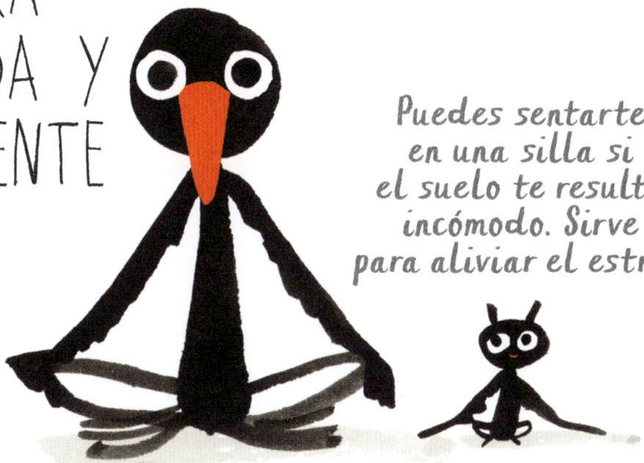

Puedes sentarte en una silla si el suelo te resulta incómodo. Sirve para aliviar el estrés.

SECUENCIA PARA ENERGIZAR
EL CUERPO Y DESPERTAR LA COLUMNA.
REPETIR 3 VECES.

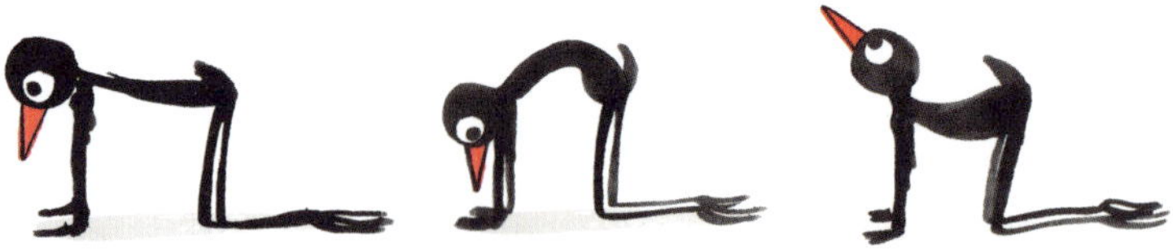

1. 2. 3.

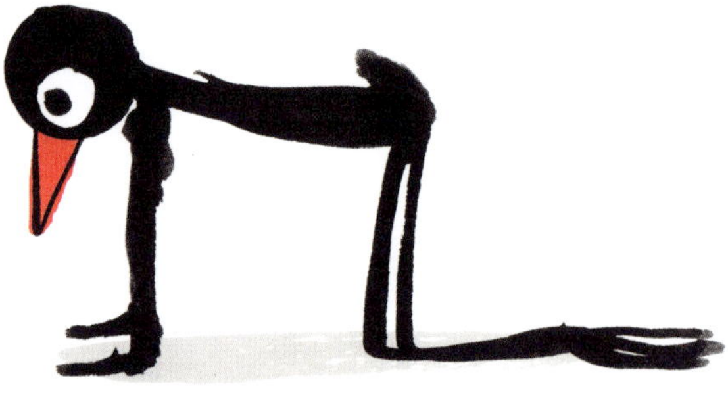

1. POSTURA DE LA MESA

Bharmanasana

EMPIEZA SOBRE RODILLAS
Y MANOS, CON LAS CADERAS
ALINEADAS CON LAS RODILLAS Y
LOS HOMBROS CON LAS MUÑECAS.

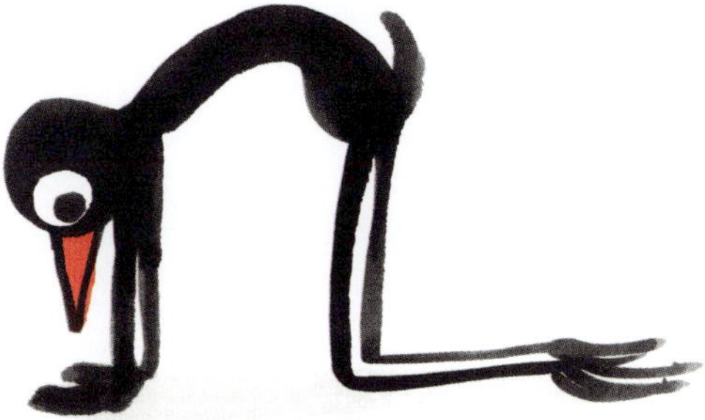

2. GATO

Marjariasana

AL ESPIRAR, METE EL COXIS HACIA DENTRO, REDONDEA LA ESPALDA Y RELAJA EL CUELLO. METE EL OMBLIGO ADENTRO Y ARRIBA.

Estira los músculos

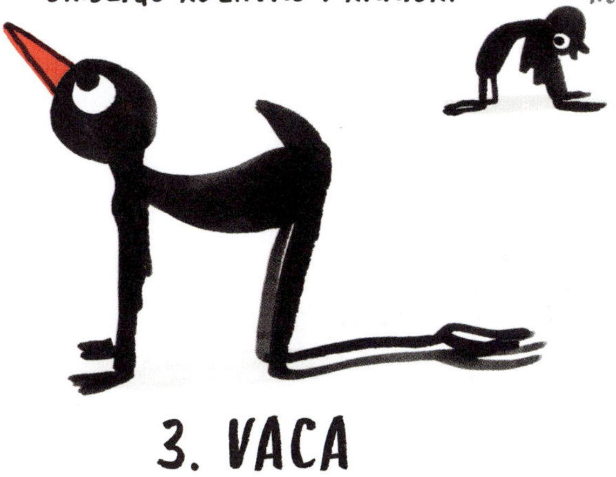

3. VACA

Bitilasana

INSPIRA Y ARQUEA LA COLUMNA. RELAJA EL ABDOMEN, ALEJA LOS HOMBROS DE LAS OREJAS Y ALARGA EL CUELLO.

EQUILIBRIO SOBRE BRAZOS

PLANCHA

Kumbhakasana

EMPIEZA BOCA ABAJO.
DOBLA LOS CODOS Y APOYA LAS MANOS ESTIRADAS BAJO LOS HOMBROS. METE LOS DEDOS DE LOS PIES Y, CON EL ABDOMEN FIRME, LEVANTA EL CUERPO PARA QUE EL PESO RECAIGA SOBRE MANOS Y DEDOS DE LOS PIES. IMAGINA QUE DE LOS PIES A LA FRENTE SE DIBUJA UNA LÍNEA DIAGONAL.

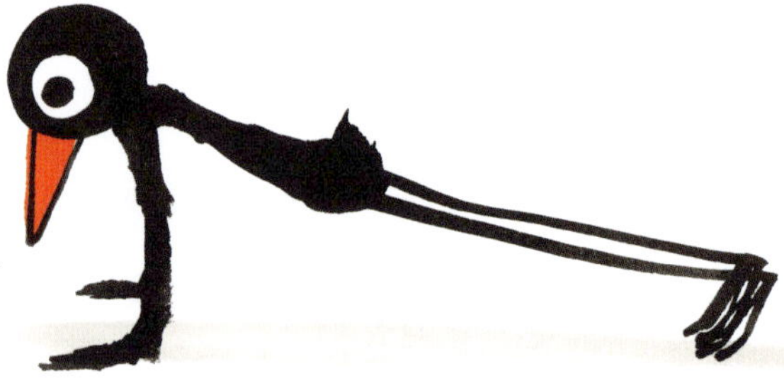

Fortalece el torso y la columna

ARQUEAR LA ESPALDA

COBRA

Bhugangasana

TÚMBATE BOCA ABAJO, CON LAS PALMAS APOYADAS EN EL SUELO BAJO LOS HOMBROS. EMPUJA CON LAS MANOS PARA LEVANTAR EL TORSO DESPACIO, POCO A POCO. RESPIRA HACIA LA ZONA LUMBAR Y SIENTE CÓMO SE ALARGA LA ESPALDA.

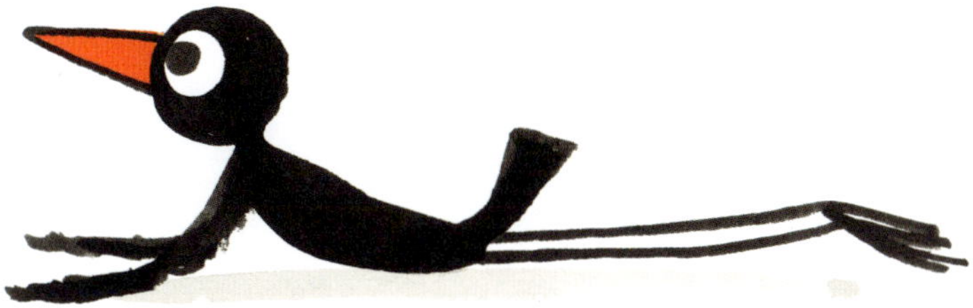

Mejora los hombros caídos

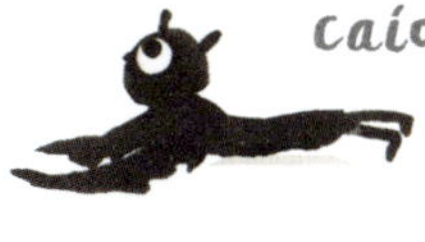

POSTURA DE PIE

BRAZOS ELEVADOS

Urdhva Hastasana

CON LOS PIES ALINEADOS CON LAS CADERAS, LEVANTA LOS BRAZOS HACIA EL CIELO.

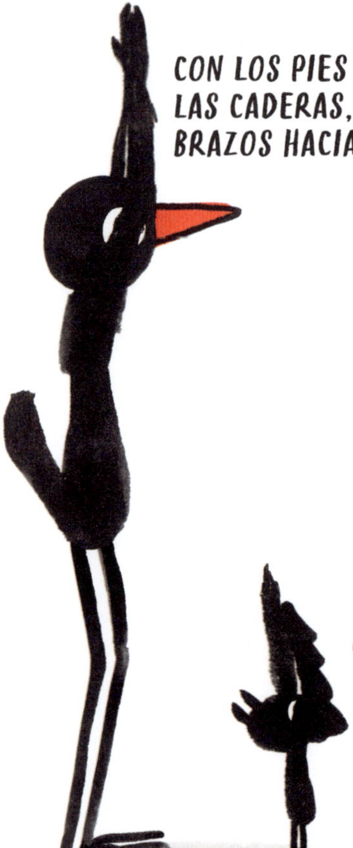

Mejora la concentración y la fuerza

POSTURA RESTAURATIVA

BEBÉ FELIZ

Ananda Balasana

TÚMBATE BOCA ARRIBA, FLEXIONA LAS RODILLAS Y ACÉRCALAS AL PECHO. AGARRA LOS PIES POR LOS TOBILLOS Y BALANCÉATE CON SUAVIDAD.

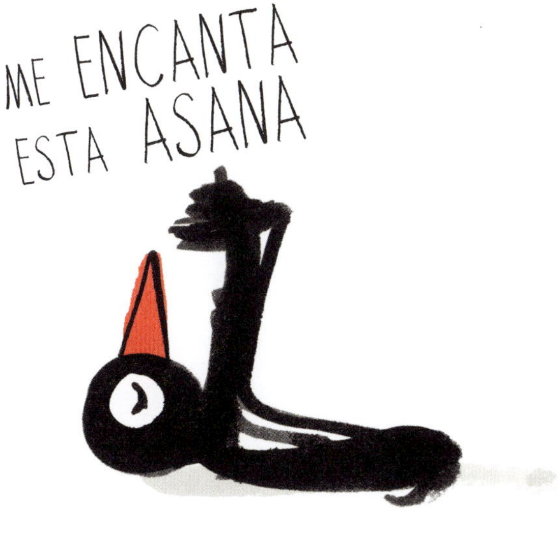

SE REIRÁN DE MÍ

No te
compares
con los demás

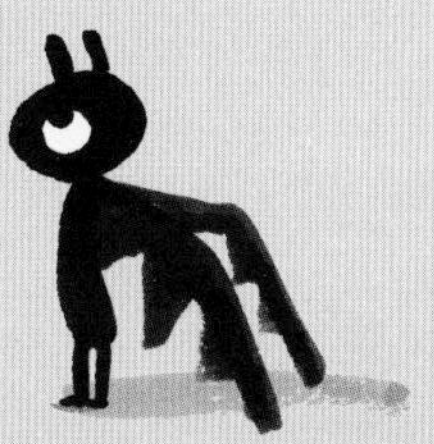

POSTURA DE PIE

PERRO BOCA ABAJO

Adho Mukha Svanasana

EMPIEZA SOBRE RODILLAS Y MANOS, CON LAS MANOS BAJO LOS HOMBROS. METE LOS DEDOS DE LOS PIES, LEVANTA LAS RODILLAS Y ESTIRA BRAZOS Y ESPALDA. DOBLA Y ESTIRA LAS PIERNAS PARA LIBERAR TENSIÓN.

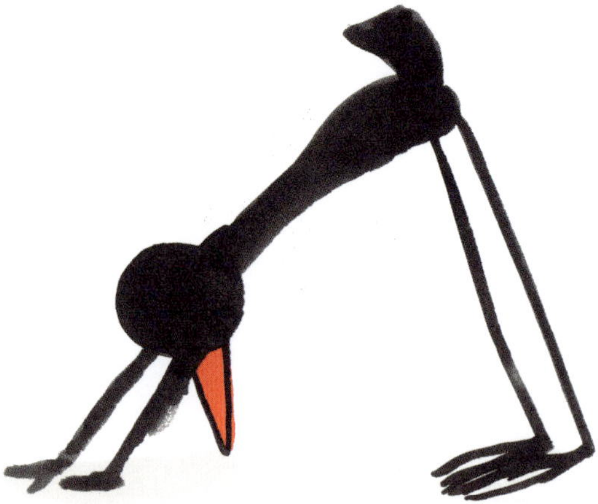

Estupenda para los dolores de espalda

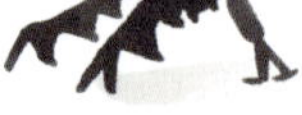

PLANCHA BAJA

Chaturanga Dandasana

TÚMBATE BOCA ABAJO, CON LAS MANOS BAJO LOS HOMBROS, LOS CODOS HACIA ATRÁS, LOS DEDOS DE LOS PIES HACIA DENTRO. EMPUJA CON LAS MANOS PARA LEVANTAR EL CUERPO.

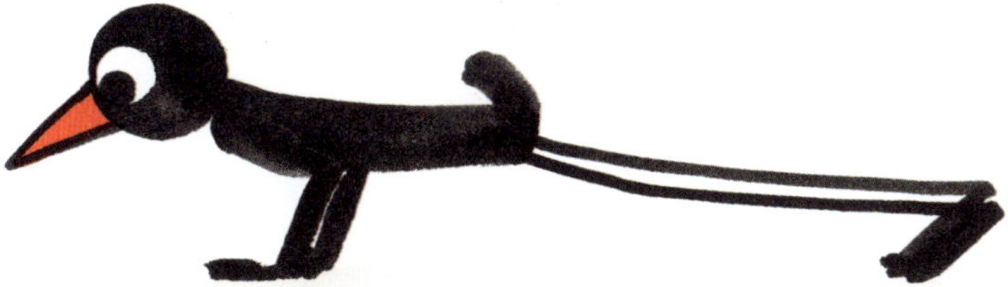

POSTURA DE PIE

PERRO BOCA ABAJO DE TRES PATAS

Eka Pada Adho Mukha Svanasana

DESDE LA POSTURA DE PERRO BOCA ABAJO, AL INSPIRAR, LEVANTA UNA PIERNA DIBUJANDO UNA LÍNEA RECTA CON EL CUERPO. EMPUJA CON LAS MANOS PARA LEVANTAR Y ESTIRAR EL CUERPO HACIA EL PIE.

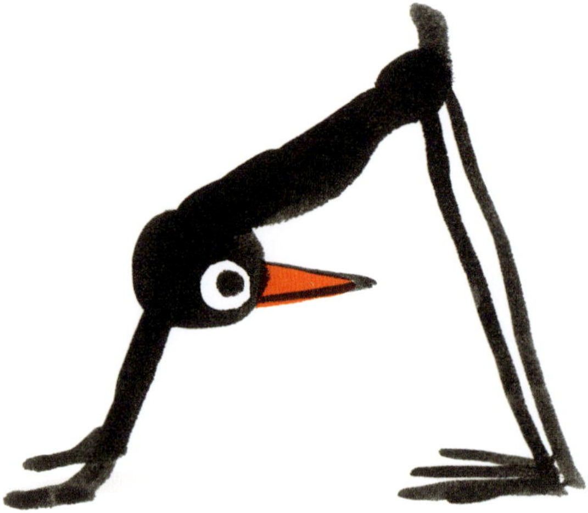

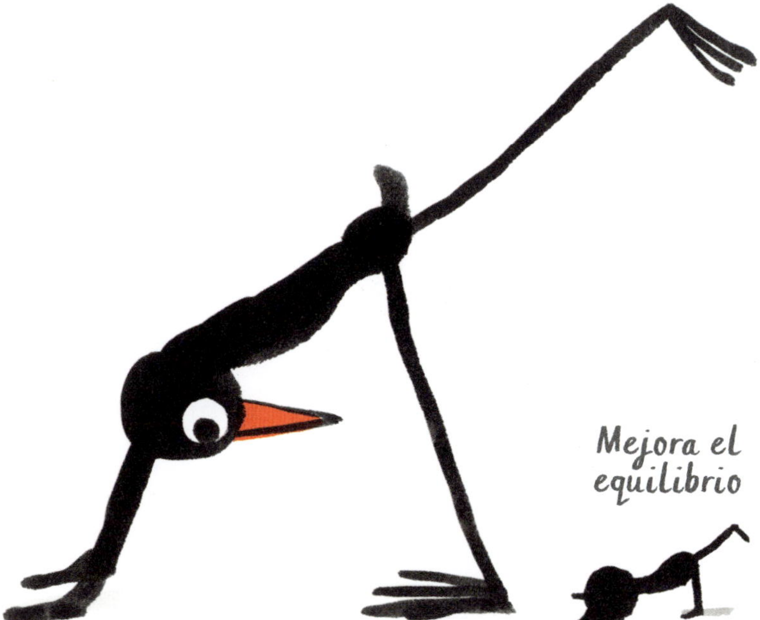

Mejora el
equilibrio

POSTURA SEDENTE

PINZA SENTADA

Paschimottanasana

AL ESPIRAR, LLEVA EL TORSO HACIA DELANTE DESDE LAS CADERAS Y APOYA LAS MANOS SOBRE LAS PIERNAS O LOS PIES.

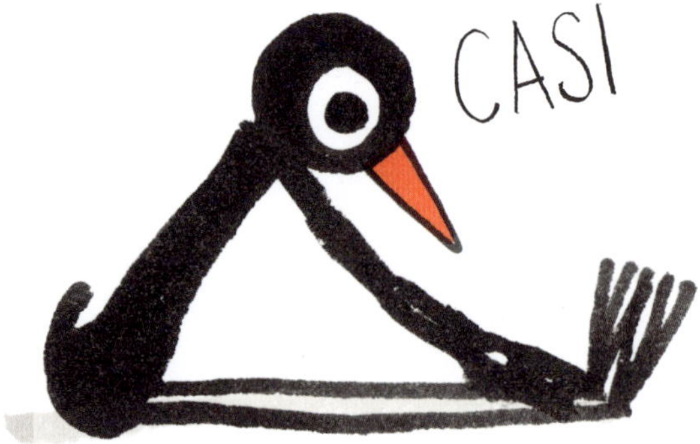

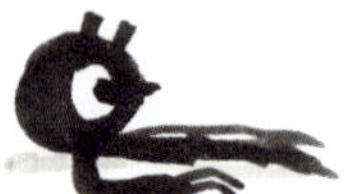

Si lo necesitas, dobla las rodillas

POSTURA DE PIE

PINZA

Uttanasana

AL ESPIRAR, FLEXIONA EL TORSO DESDE LAS CADERAS Y APOYA LAS MANOS SOBRE LAS PIERNAS O LOS PIES.

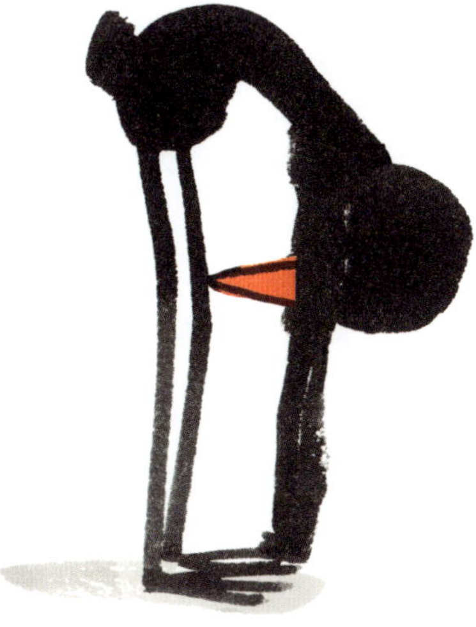

Te ayuda a relajarte

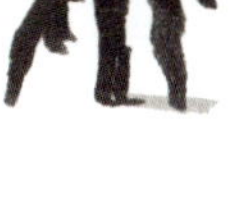

NO
ME
SALE

Sé paciente
y acepta
lo que sí
puedes hacer

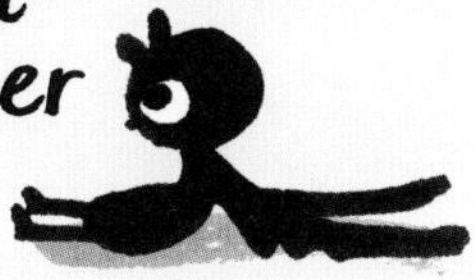

POSTURA DE PIE

GUERRERO I

Virabhadrasana I

DE PIE CON LOS PIES ALINEADOS CON LAS CADERAS, ADELANTA EL PIE DERECHO Y DOBLA LA RODILLA. ALZA LOS BRAZOS AL CIELO.

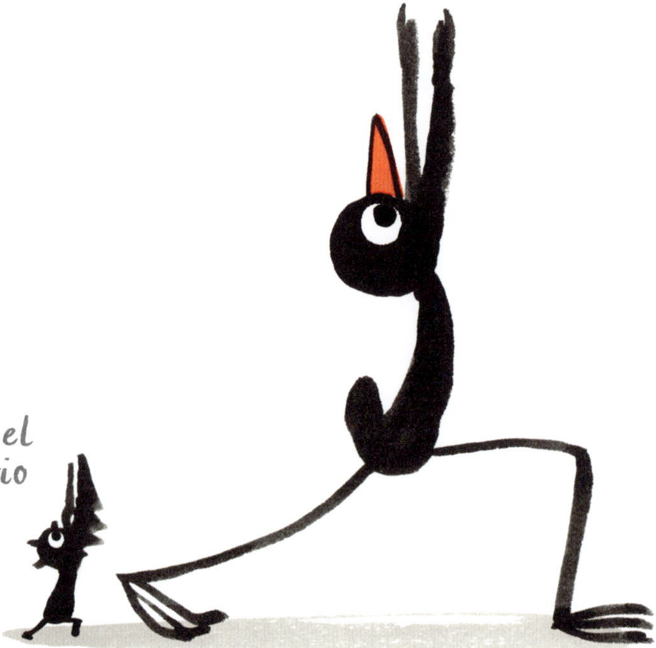

Entrena el equilibrio

POSTURA DE PIE

GUERRERO II

Virabhadrasana II

EMPIEZA CON LOS PIES SEPARADOS Y EN PARALELO, DESPUÉS METE EL PIE IZQUIERDO HACIA DENTRO 45° Y EL DERECHO HACIA FUERA 90°. DOBLA LA PIERNA DERECHA HASTA QUE LA RODILLA ESTÉ SOBRE EL TOBILLO. ABRE Y ESTIRA LOS BRAZOS. REPITE CON LA OTRA PIERNA.

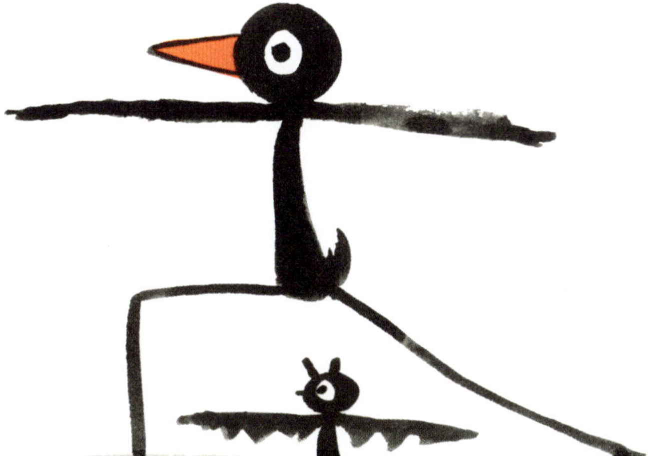

POSTURA DE PIE

GUERRERO III

Virabhadrasana III

LLEVA EL TORSO HACIA DELANTE DESDE LAS CADERAS. MANTÉN EL PIE Y LA PIERNA IZQUIERDA FIRMES Y LEVANTA LA PIERNA DERECHA HASTA QUE ESTA Y EL TORSO ESTÉN PARALELOS AL SUELO. REPITE CON LA OTRA PIERNA.

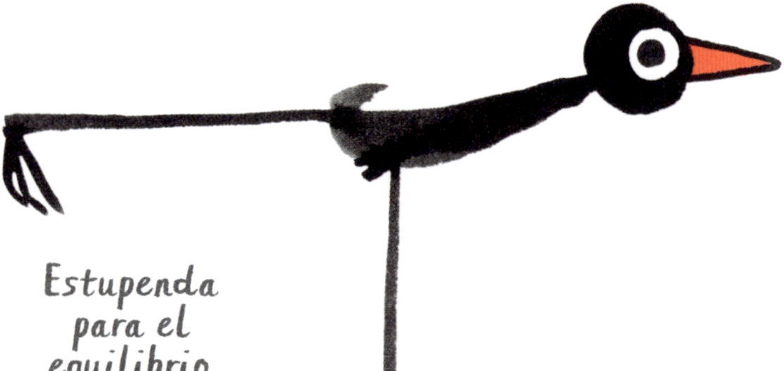

Estupenda para el equilibrio, el torso y las piernas

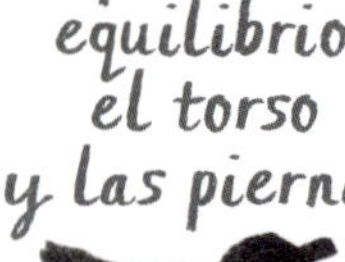

POSTURA DE PIE

GUERRERO INVERTIDO

Viparita Virabhadrasana

DESDE GUERRERO II, LEVANTA EL BRAZO IZQUIERDO Y POSA EL BRAZO DERECHO SOBRE EL MUSLO DERECHO. RESPIRA HACIA EL LADO IZQUIERDO DEL CUERPO.

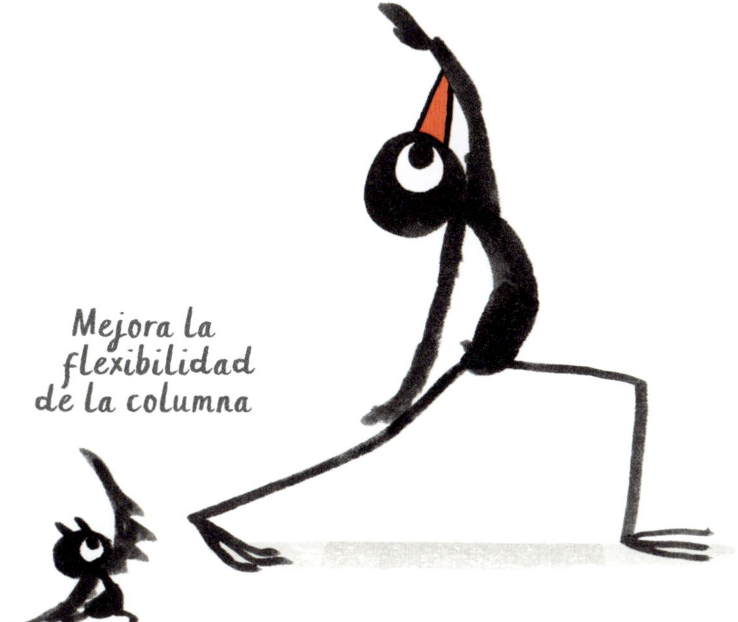

Mejora la flexibilidad de la columna

UNA SECUENCIA SENCILLA

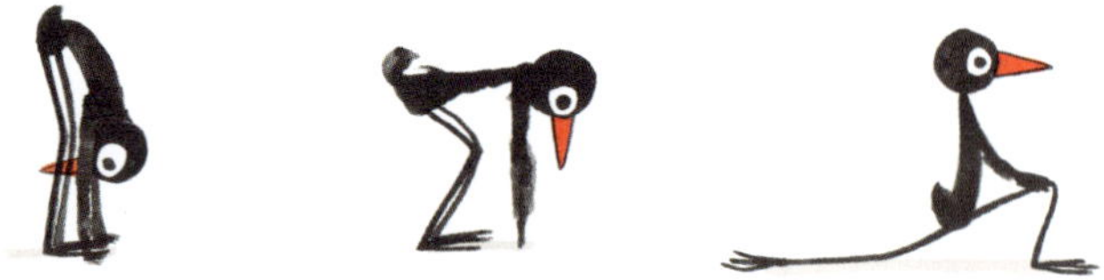

1. 2. 3.

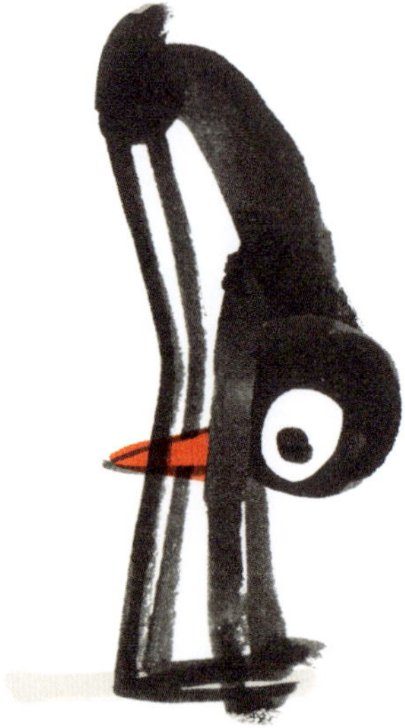

1. PINZA

Uttanasana

AL ESPIRAR, FLEXIONA DESDE LAS CADERAS Y APOYA LAS MANOS EN LAS PIERNAS O LOS DEDOS DE LOS PIES.

Te ayuda a relajarte

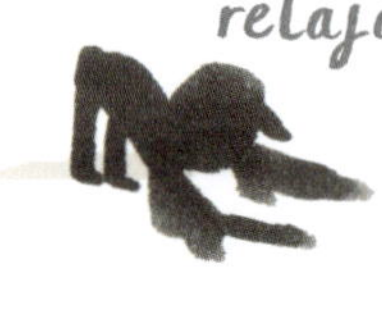

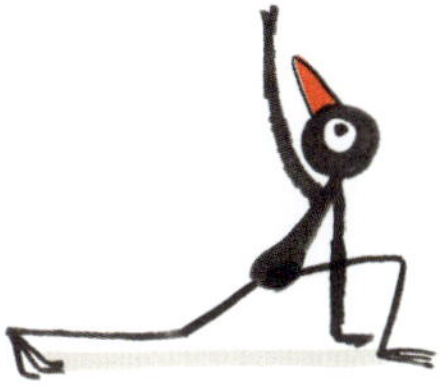

4.

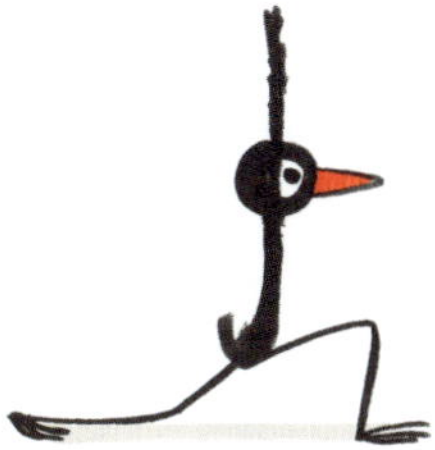

5.

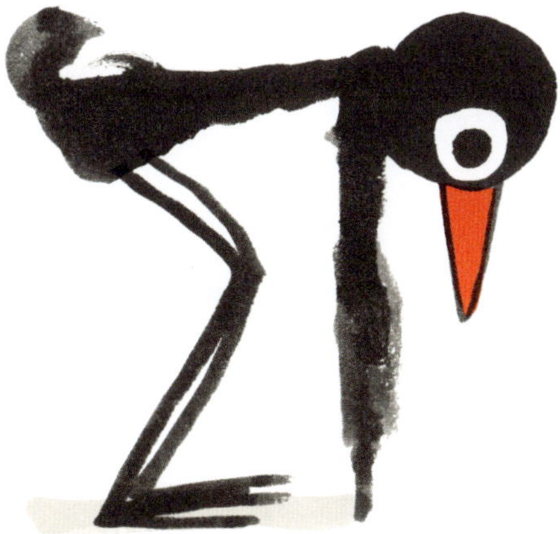

2. MEDIA PINZA

Ardha Uttanasana

AL INSPIRAR, LEVANTA Y ESTIRA LA ESPALDA HASTA QUE ESTÉ PARALELA AL SUELO.

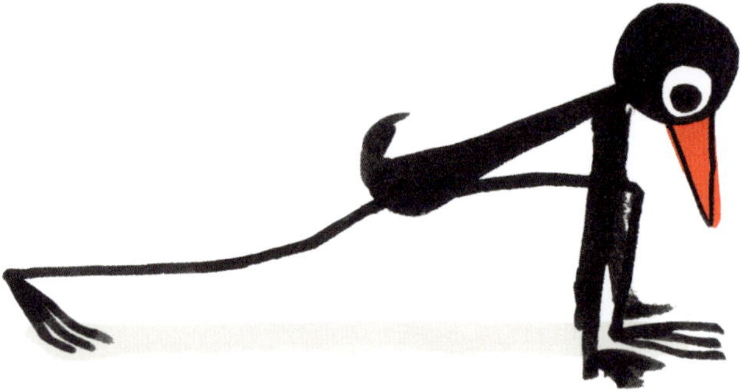

3. LUNA CRECIENTE

Anjaneyasana

ADELANTA LA PIERNA IZQUIERDA CON LA RODILLA DOBLADA Y LA PIERNA DERECHA ESTIRADA.

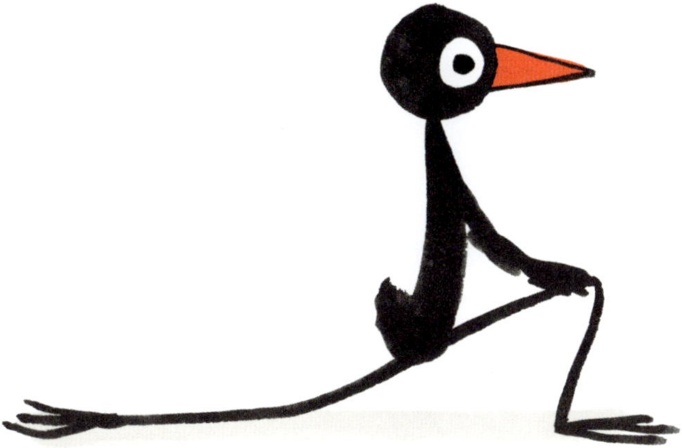

POSA LAS MANOS SOBRE LA RODILLA IZQUIERDA O EL SUELO, APOYA LA RODILLA DERECHA EN EL SUELO.

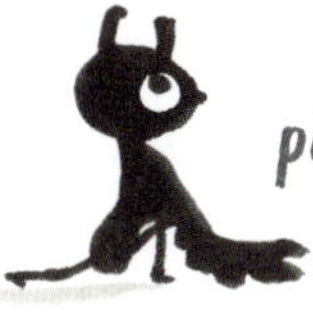

Estiras piernas, brazos y espalda

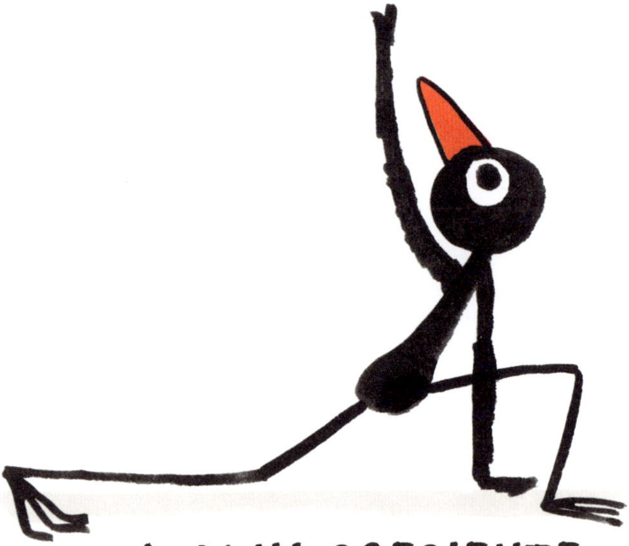

4. LUNA CRECIENTE CON TORSIÓN

Parivrtta Utthita Ashwa Sanchalanasana

LEVANTA EL BRAZO DERECHO Y, SI NO HAY MOLESTIAS EN EL CUELLO, MIRA HACIA TU MANO.

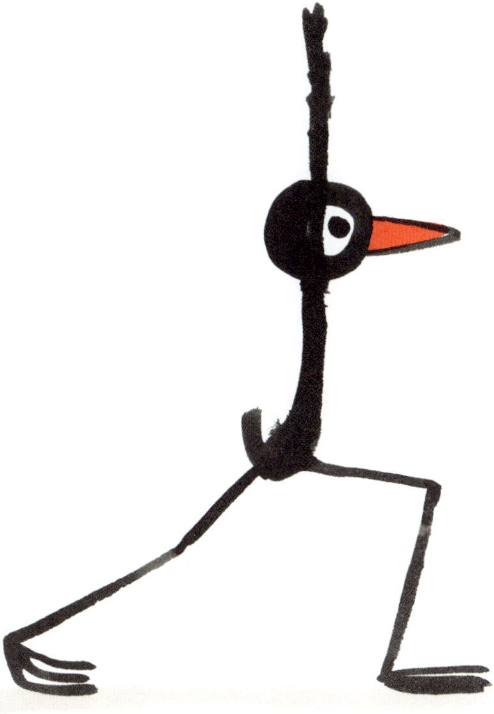

5. ESTOCADA CRECIENTE

Ashta Chandrasana

CON LA RODILLA SOBRE EL TOBILLO, ESTIRA LA PIERNA DE ATRÁS TODO LO QUE PUEDAS. LEVANTA LOS BRAZOS CON LAS PALMAS ENFRENTADAS.

Fortalece muslos, caderas y glúteos

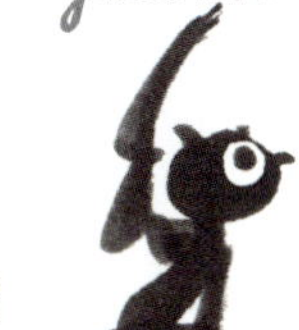

POSTURA DE PIE

SILLA

Utkatasana

FLEXIONA LAS RODILLAS E IMAGINA QUE TE SIENTAS EN UNA SILLA. EL COXIS HACIA ABAJO. LEVANTA LOS BRAZOS AL CIELO Y FIJA LA MIRADA EN EL SUELO FRENTE A TI.

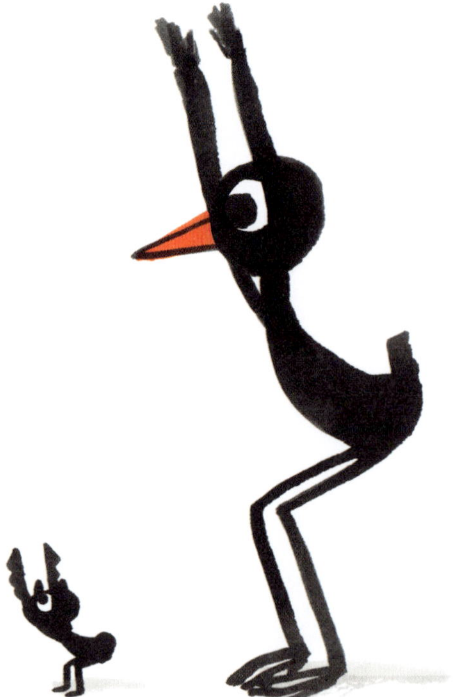

Estira bien

**PRUEBA A APOYAR
LA ESPALDA EN UNA PARED.**

MÁS DIFÍCIL DE
LO QUE PARECE

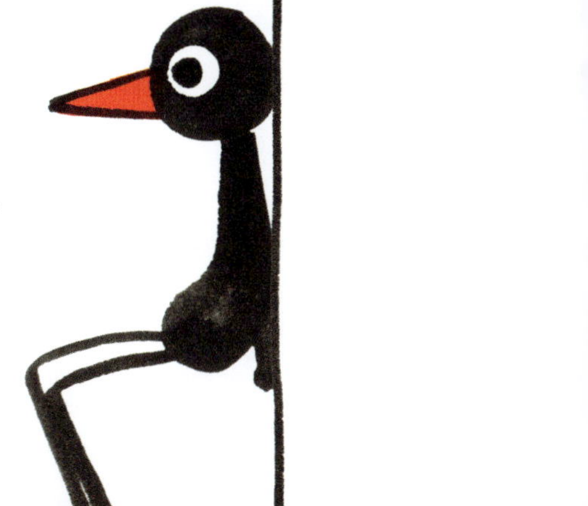

NO TENGO TIEMPO

5 minutos
diarios
son
suficientes

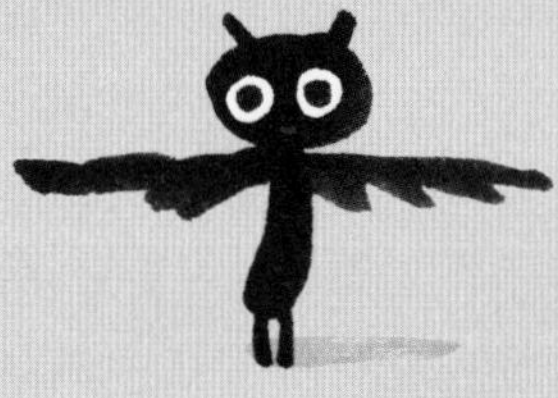

POSTURA SEDENTE

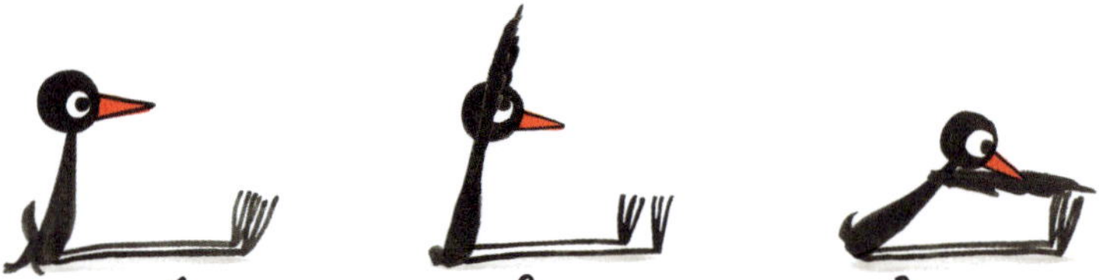

1. 2. 3.

DESDE EL BASTÓN A LA PINZA SENTADA

BASTÓN

Dandasana

1. SIÉNTATE (PUEDES SENTARTE SOBRE UNA MANTA DOBLADA). ESTIRA LAS PIERNAS Y POSA LAS PALMAS EN EL SUELO.

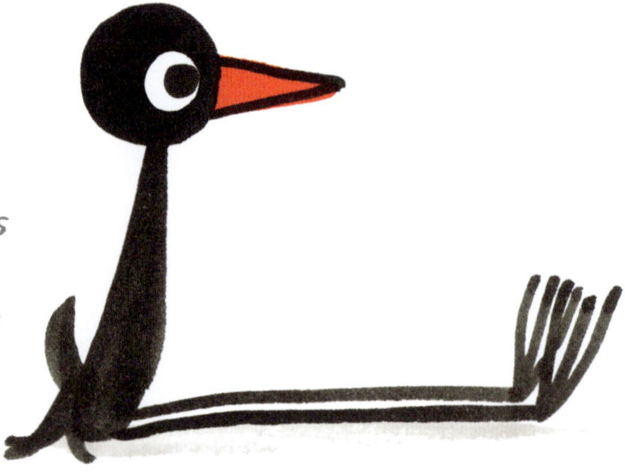

Relaja los hombros y la cara

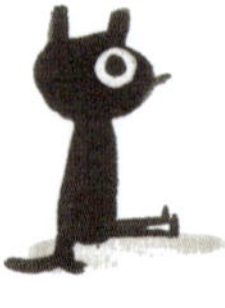

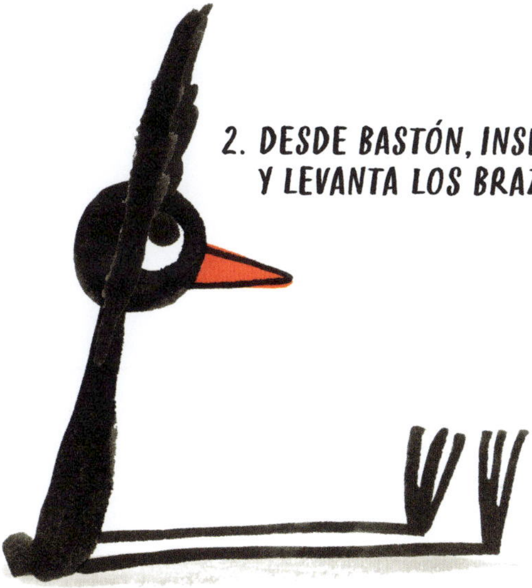

2. DESDE BASTÓN, INSPIRA Y LEVANTA LOS BRAZOS.

PINZA SENTADA

Paschimottanasana

3. AL ESPIRAR, LLEVA EL TORSO HACIA DELANTE DESDE LAS CADERAS Y LAS MANOS HACIA LOS PIES.

Tiene un efecto relajante

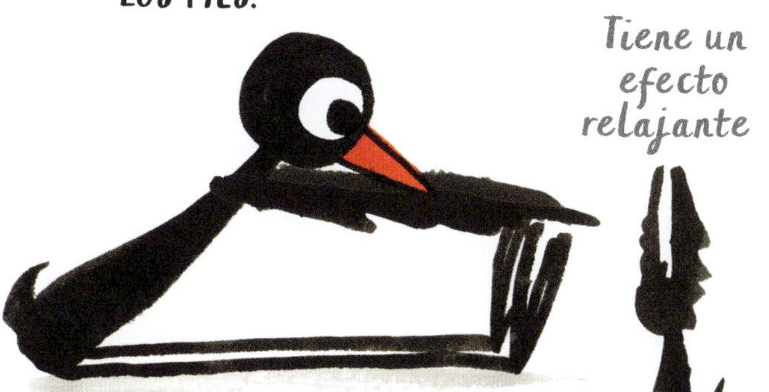

POSTURA DE PIE

DELFÍN

Ardha Pincha Mayurasana

EMPIEZA SOBRE RODILLAS Y MANOS. APOYA LOS CODOS EN EL SUELO, LEVANTA LAS CADERAS AL CIELO Y EMPUJA CON LOS DEDOS DE LOS PIES. FLEXIONA LAS RODILLAS SI TE MOLESTA EN LOS ISQUIOTIBIALES.

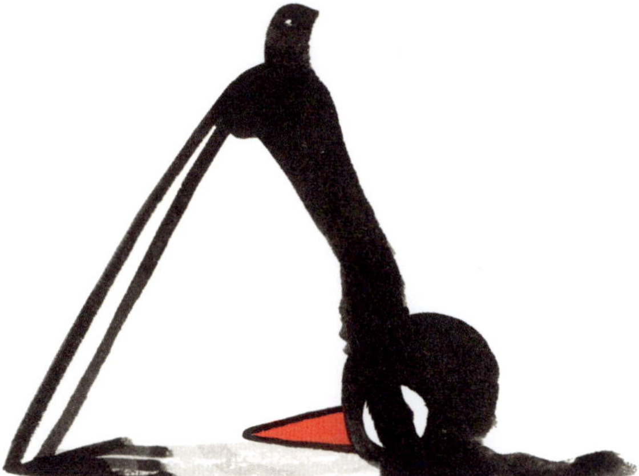

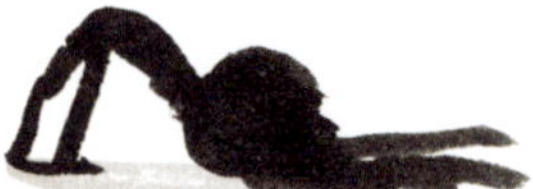

Fortalece el torso, brazos y piernas

POSTURA RESTAURATIVA

CACHORRO ESTIRADO

Uttana Shishosana

EMPIEZA SOBRE MANOS Y RODILLAS. ADELANTA LAS MANOS A LA VEZ QUE LEVANTAS LAS CADERAS. DEJA QUE TU PECHO SE FUNDA HACIA ABAJO Y DESCANSA LA FRENTE EN EL SUELO.

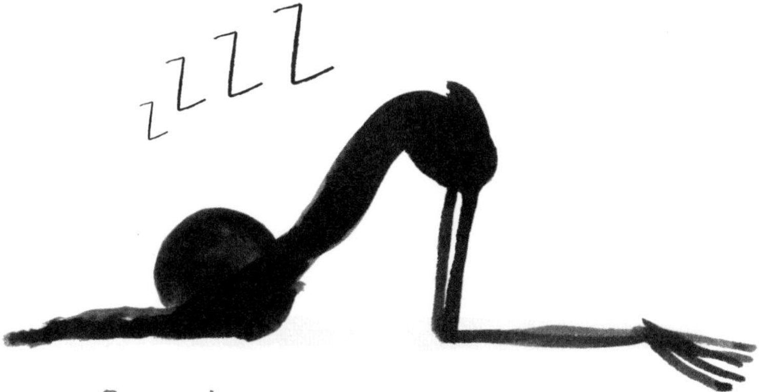

Estira la parte superior de la espalda, hombros y brazos

POSTURA DE PIE

TRIÁNGULO

Utthita Trikonasana

CON LAS PIERNAS ABIERTAS Y PIES GIRADOS COMO EN GUERRERO II, FLEXIONA DESDE LAS CADERAS HACIA LA DERECHA. DEJA QUE LA MANO DERECHA BAJE HASTA LA PIERNA O EL SUELO Y LEVANTA LA MANO IZQUIERDA. REPITE HACIA EL OTRO LADO.

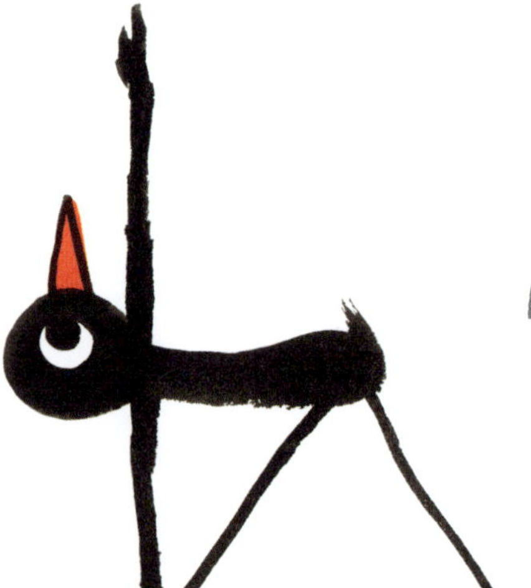

No fuerces el cuerpo más de lo que la respiración te permita

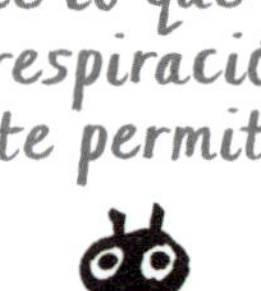

POSTURA RESTAURATIVA

NIÑO

Balasana

DE RODILLAS, CON LOS DEDOS GORDOS DE LOS PIES JUNTOS Y LAS RODILLAS SEPARADAS, FLEXIONA EL TORSO Y MANTÉN LOS ISQUIONES HACIA ABAJO TODO LO QUE PUEDAS. ESTIRA LOS BRAZOS HACIA DELANTE O ATRÁS.

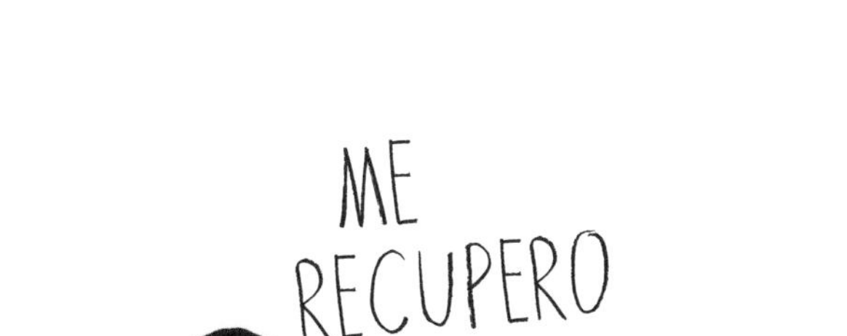

SALUDO AL SOL A

Surya Namaskar A

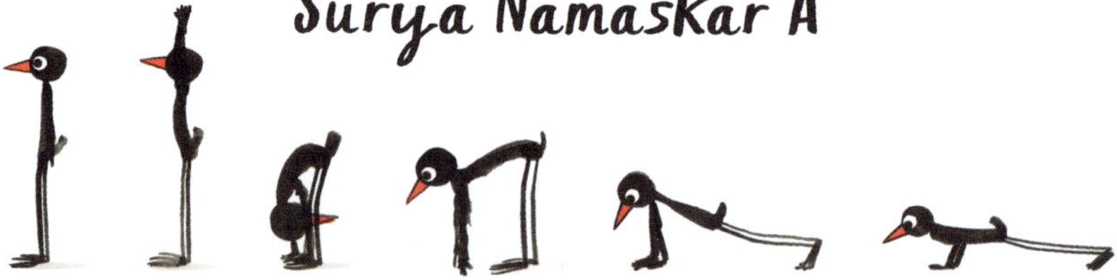

1. 2. 3. 4. 5. 6.

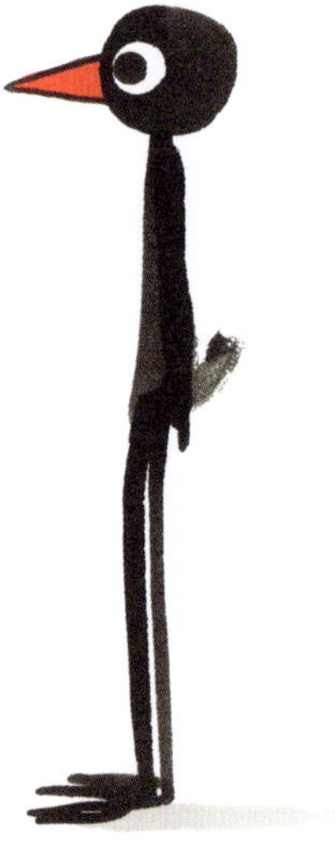

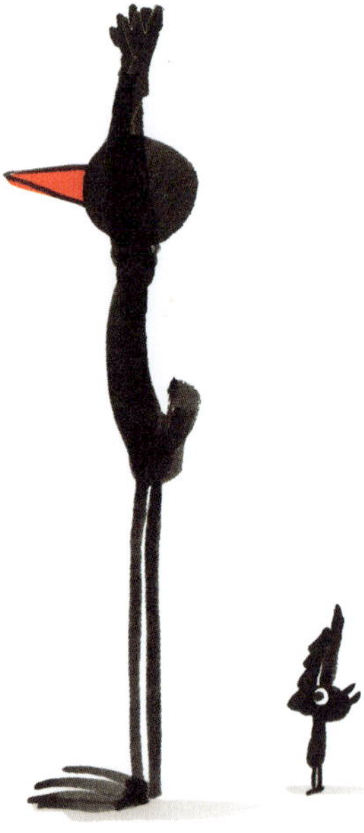

1. MONTAÑA

Tadasana

DE PIE, CON LOS PIES ALINEADOS CON LAS CADERAS.

2. BRAZOS ELEVADOS

Urdhva Hastasana

INSPIRA Y LEVANTA LOS BRAZOS AL CIELO.

EL SALUDO AL SOL ES UNA SECUENCIA (VINYASA) DE POSTURAS (ASANAS). ES ESTUPENDA PARA EMPEZAR EL DÍA, PUES CON ELLA LE DAMOS GRACIAS AL SOL POR SU ENERGÍA (PRANA).

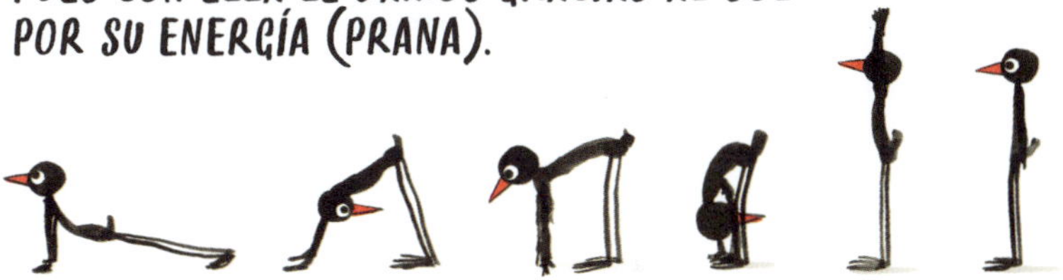

7. 8. 9. 10. 11. 12.

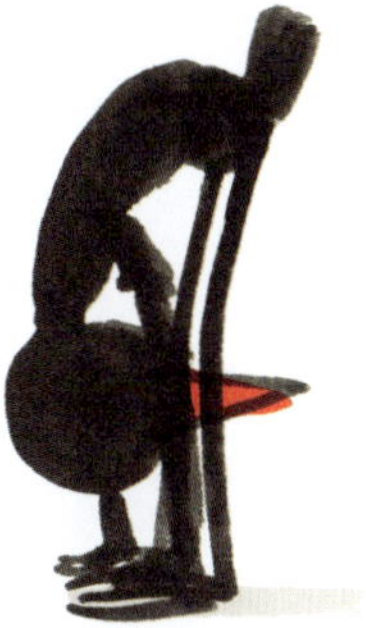

3. PINZA

Uttanasana

AL ESPIRAR, INCLÍNATE HASTA TOCAR LAS PIERNAS O LOS PIES.

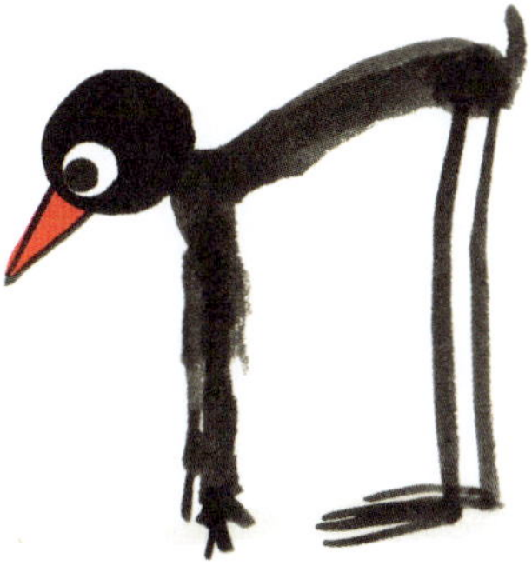

4. MEDIA PINZA

Ardha Uttanasana

INSPIRA Y LEVÁNTATE A MEDIAS, CON LA ESPALDA RECTA.

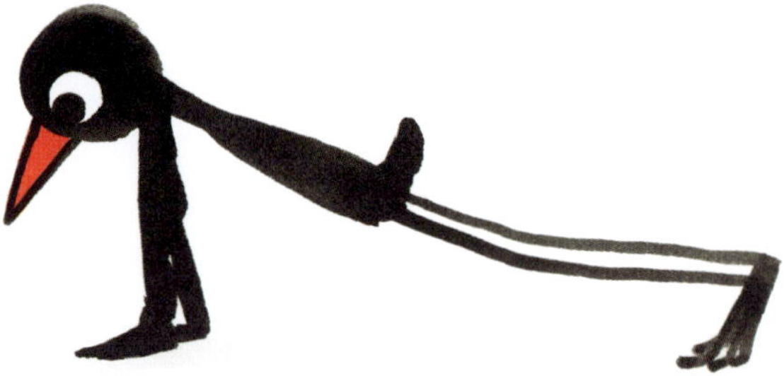

5. PLANCHA

Kumbhakasana

LLEVA LOS PIES HACIA ATRÁS Y RETÉN LA RESPIRACIÓN. SI LO NECESITAS, APOYA LAS RODILLAS.

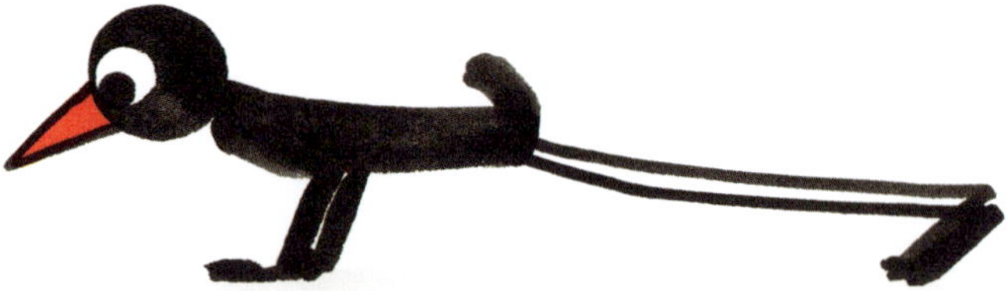

6. PLANCHA BAJA

Chaturanga Dandasana

AL ESPIRAR, FLEXIONA LOS CODOS HACIA ATRÁS Y PÉGALOS AL CUERPO.

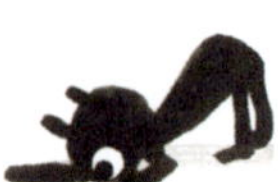

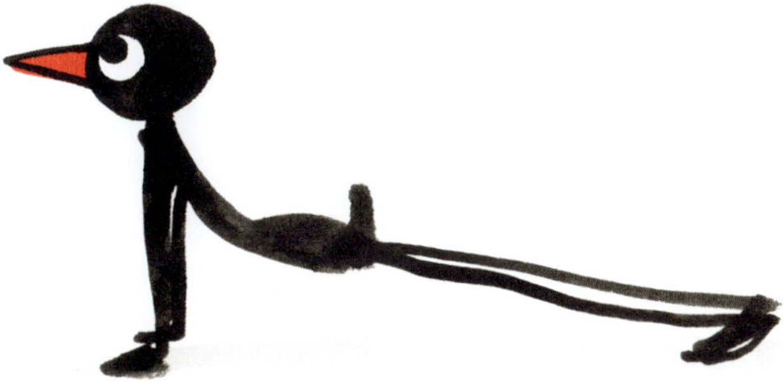

7. PERRO BOCA ARRIBA

Urdhva Mukha Svanasana

INSPIRA, ESTIRA LOS BRAZOS, LEVANTA EL CORAZÓN Y ARQUEA LA COLUMNA.

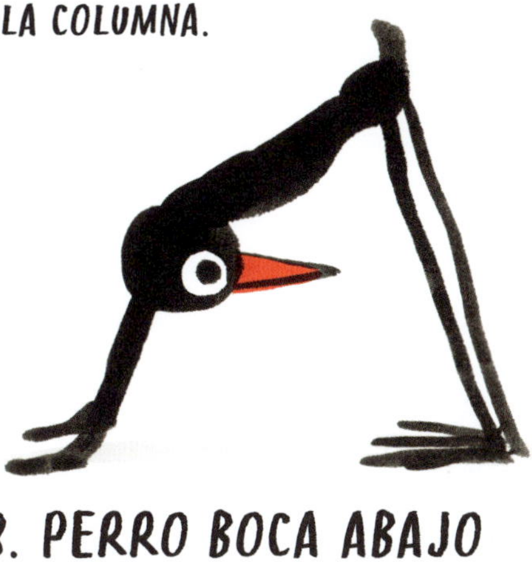

8. PERRO BOCA ABAJO

Adho Mukha Svanasana

AL ESPIRAR, LEVANTA LAS CADERAS HACIA ATRÁS. FLEXIONA LAS RODILLAS PARA ALIVIAR LOS ISQUIOTIBIALES.

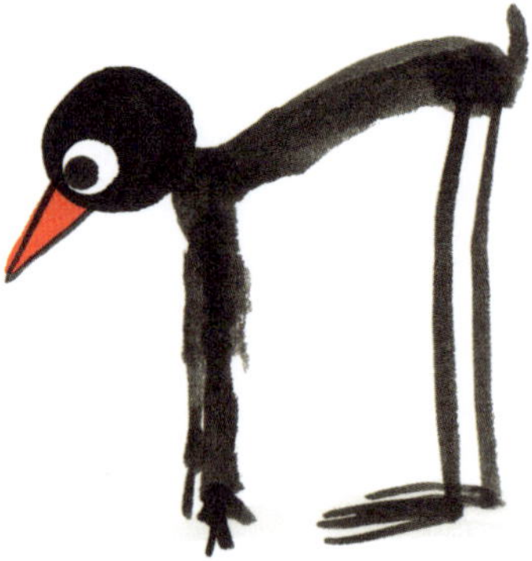

9. MEDIA PINZA

Ardha Uttanasana

INSPIRA A LA VEZ QUE ADELANTAS LOS PIES DE UN PASO O SALTO. MANOS EN EL SUELO O EN LAS PIERNAS, LEVANTA LA ESPALDA.

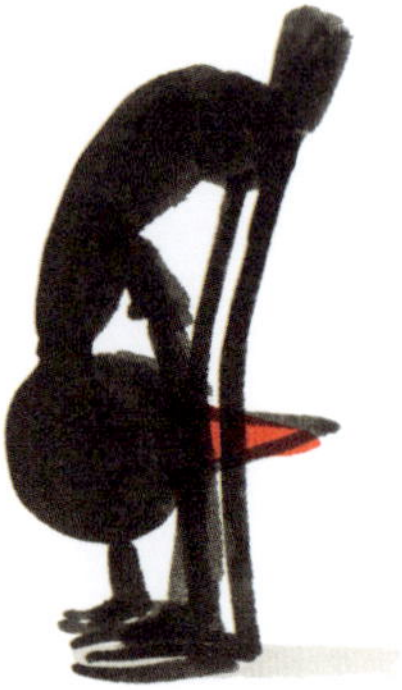

10. PINZA

Uttanasana

AL ESPIRAR, BAJA LA ESPALDA Y APOYA LAS MANOS EN PIERNAS O PIES.

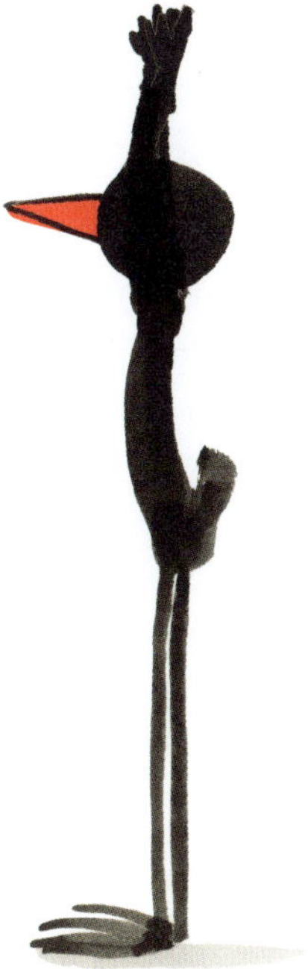

11. BRAZOS ELEVADOS

Urdhva Hastasana

INSPIRA Y LEVANTA LOS BRAZOS AL CIELO.

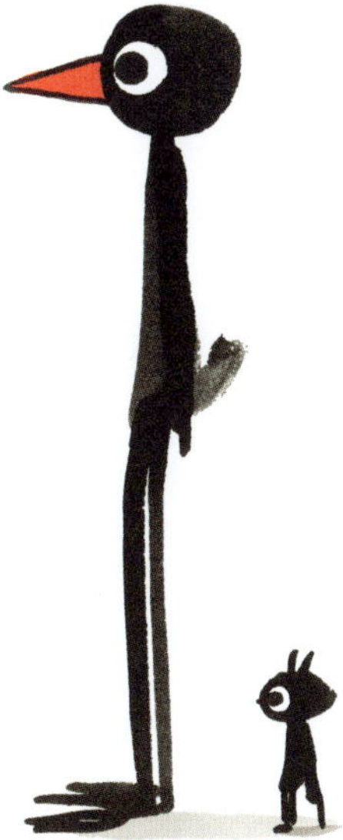

12. MONTAÑA

Tadasana

DE PIE, SIENTE EL SUELO BAJO TUS PIES.

NO SOY TAN FLEXIBLE

Una mente serena es más importante que un cuerpo flexible

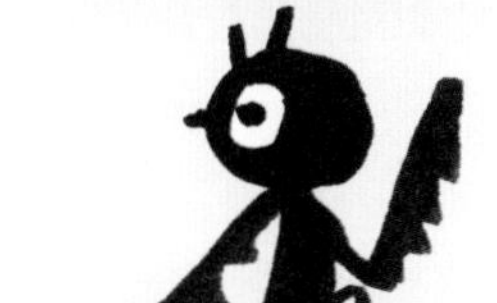

PUENTE

Setu Bandha Sarvangasana

TÚMBATE BOCA ARRIBA CON LAS PIERNAS FLEXIONADAS Y SEPARADAS EL ANCHO DE LAS CADERAS. PRESIONA EL SUELO CON LOS PIES, INSPIRA Y LEVANTA LAS CADERAS. ENTRELAZA LAS MANOS DEBAJO DE LAS LUMBARES Y LEVANTA MÁS LAS CADERAS A LA VEZ QUE ACERCAS LOS OMÓPLATOS A LA COLUMNA. PIES Y MANOS FIRMES CONTRA EL SUELO. AL ESPIRAR, VE BAJANDO POCO A POCO.

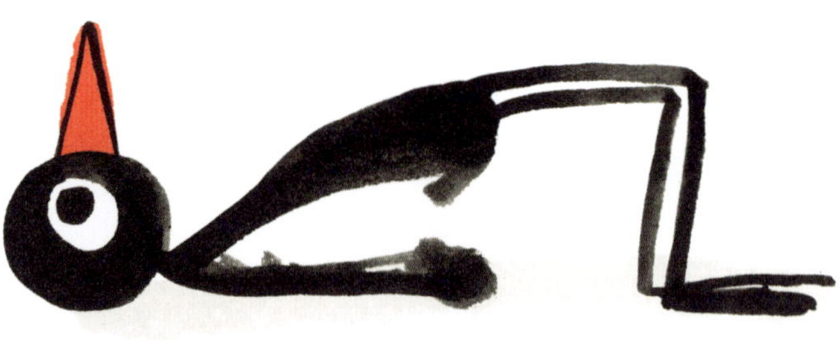

Contrarresta
la espalda encorvada

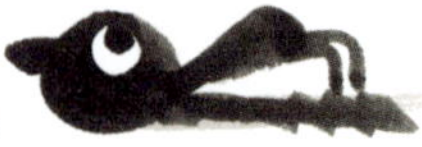

POSTURA INVERTIDA

PEZ

Matsyasana

TÚMBATE BOCA ARRIBA, DOBLA LAS PIERNAS, LEVANTA LAS CADERAS Y COLOCA LAS MANOS DEBAJO DE LOS GLÚTEOS. INSPIRA Y ESTIRA LAS PIERNAS, A LA VEZ QUE LEVANTAS Y ABRES EL PECHO. LOS CODOS FIRMES EN EL SUELO. NO FUERCES EL CUELLO Y, SI LO NECESITAS, USA UN APOYO PARA LA CABEZA.

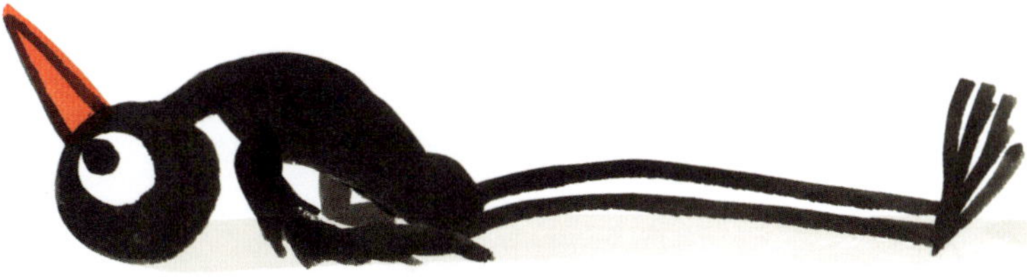

Alivia la tensión en cuello y garganta

POSTURA SEDENTE

GUIRNALDA

Malasana

ABRE LOS PIES DESDE
LAS CADERAS,
ACUCLÍLLATE DESPACIO.
COLUMNA ALARGADA,
PECHO ABIERTO, MIRADA
AL FRENTE Y LAS PALMAS
JUNTAS AL PECHO.

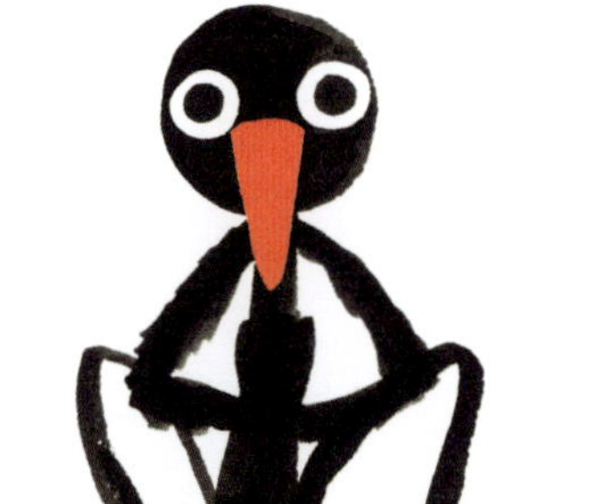

LEVANTA LOS TALONES O APÓYATE EN ALGO SI LO NECESITAS.

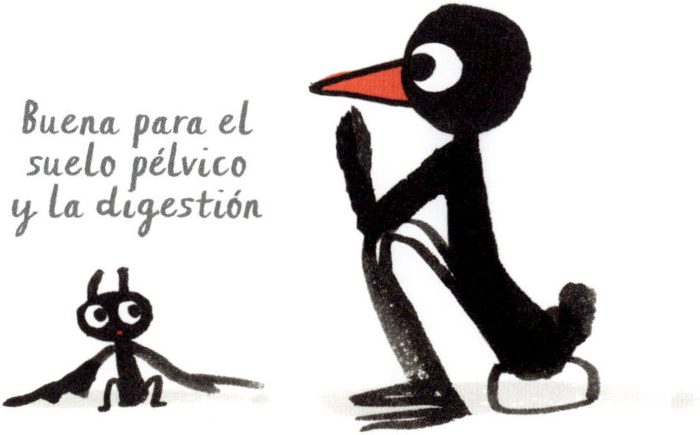

SOY
UN ÁRBOL

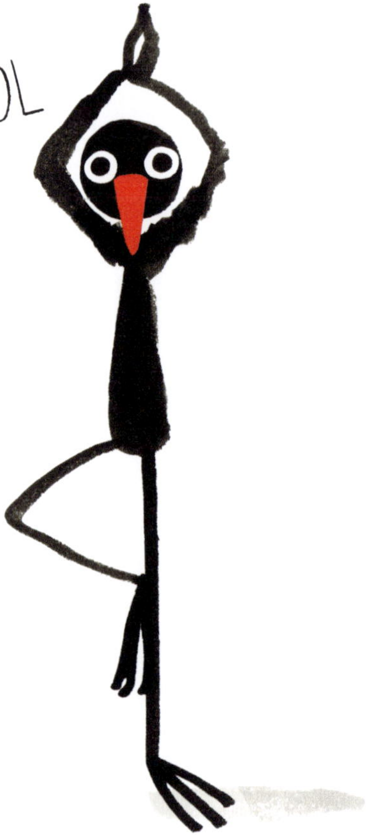

POSTURA DE EQUILIBRIO

ÁRBOL

Urksasana

LLEVA UN PIE A LA CARA INTERNA DE LA OTRA PIERNA, AL GEMELO O EL MUSLO. JUNTA LAS PALMAS AL PECHO O LEVÁNTALAS SOBRE LA CABEZA. ¡RESPIRA!

Mejora el equilibrio

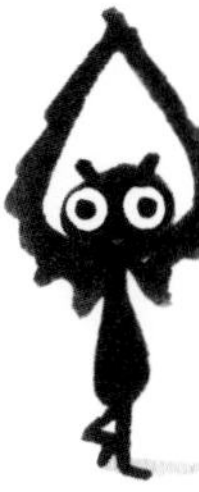

UNA SECUENCIA ENERGIZANTE

Intenta aguantar de 5 a 10 respiraciones en cada postura

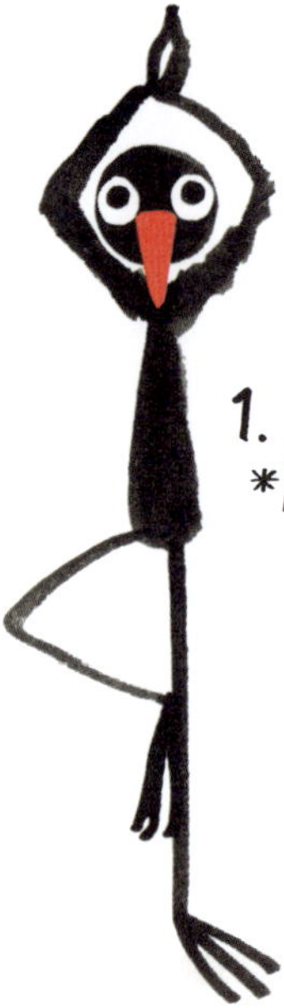

1. ÁRBOL

*Ambas piernas

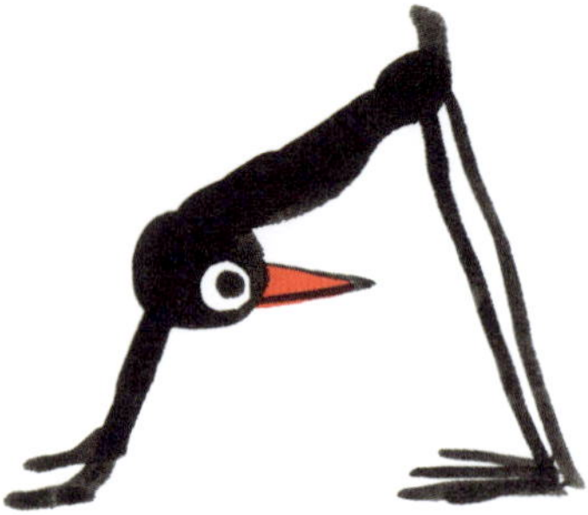

2. PERRO BOCA ABAJO

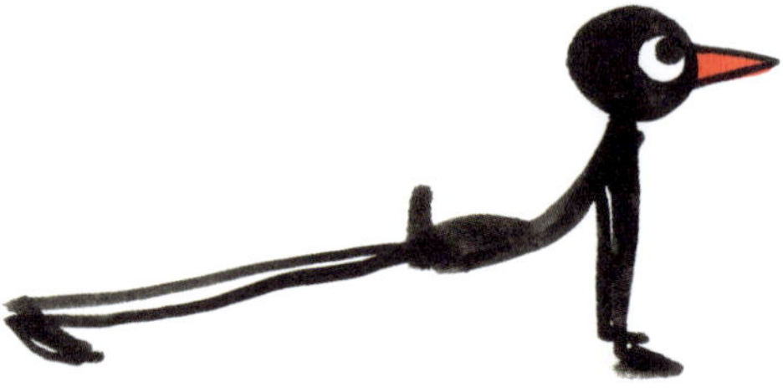

3. PERRO BOCA ARRIBA

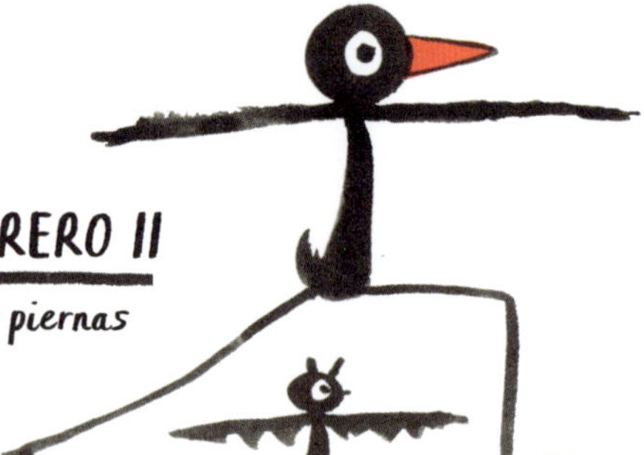

4. GUERRERO II

*Ambas piernas

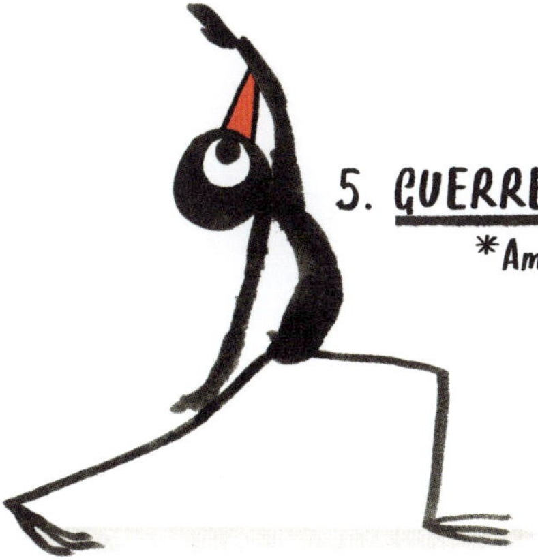

5. GUERRERO INVERTIDO

*Ambas piernas

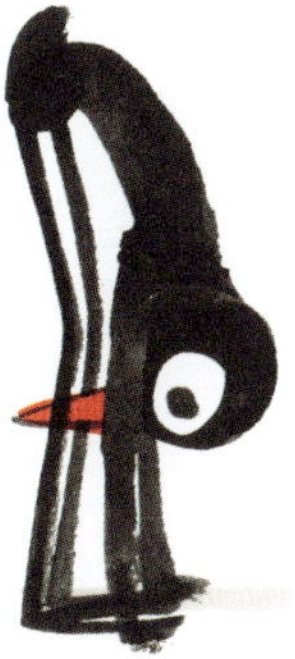

6. PINZA

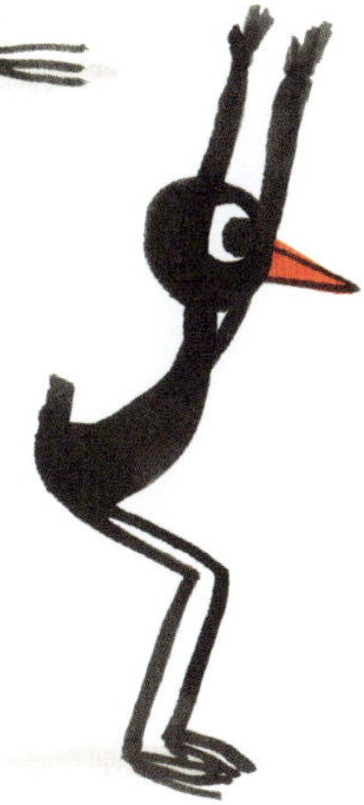

7. SILLA

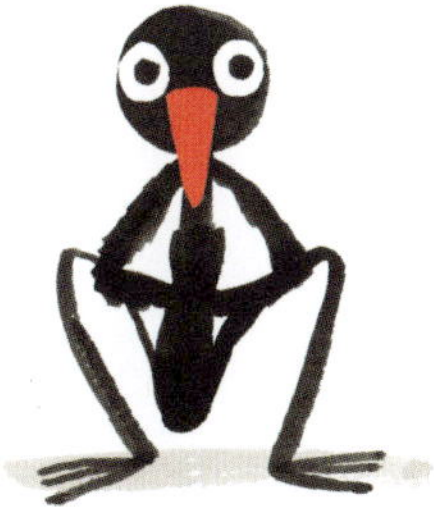

8. GUIRNALDA

PIERDO LA CONCENTRACIÓN

Vuelve a la RESPIRACIÓN

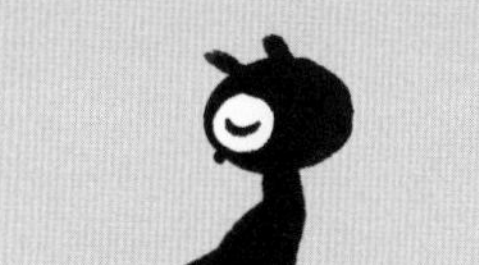

VAYA
CONTORSIÓN

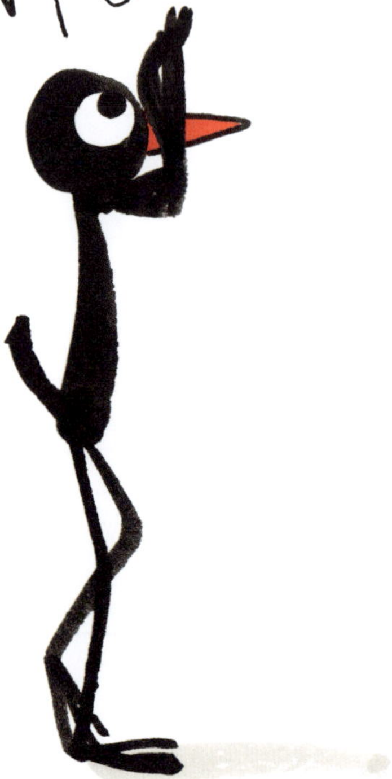

POSTURA DE EQUILIBRIO

ÁGUILA

Garudasana

DESDE LA POSTURA DE LA SILLA, CRUZA LA PIERNA IZQUIERDA SOBRE EL MUSLO DERECHO. CRUZA LOS BRAZOS, EL DERECHO SOBRE EL IZQUIERDO, HACIENDO UNA «X». FLEXIONA LOS CODOS, DIRIGIENDO EL BRAZO IZQUIERDO HACIA EL DERECHO Y ACERCANDO LAS MANOS. REPITE EN EL OTRO LADO.

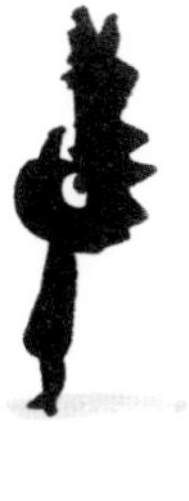

Mejora el equilibrio y la concentración

PALOMA

Eka Pada Rajakapotasana

CON PIES Y MANOS SOBRE LA ESTERILLA, ADELANTA LA RODILLA IZQUIERDA HASTA PASAR LA MUÑECA IZQUIERDA Y LLEVA EL PIE IZQUIERDO HACIA LA MUÑECA DERECHA. ESTIRA LA PIERNA DERECHA HACIA ATRÁS Y CUADRA LAS CADERAS. REPITE CON LA OTRA PIERNA.

Buena para caderas y columna

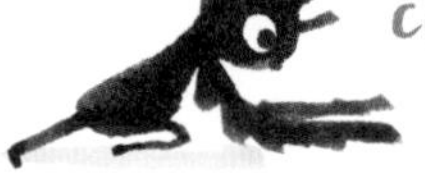

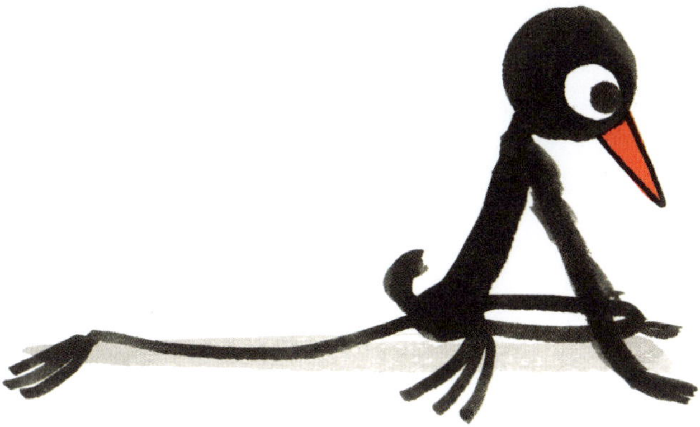

MEDIA TORSIÓN SENTADA

Ardha Matsyendrasana

DESDE LA POSTURA DEL BASTÓN, PASA EL PIE DERECHO SOBRE EL MUSLO IZQUIERDO Y LLEVA EL PIE IZQUIERDO A LA CADERA DERECHA. AL ESPIRAR, GIRA EL CUERPO DESPACIO HACIA LA DERECHA. DEJA EL BRAZO DERECHO A TU ESPALDA MIENTRAS LLEVAS EL IZQUIERDO A LA RODILLA IZQUIERDA. REPITE CON LA OTRA PIERNA.

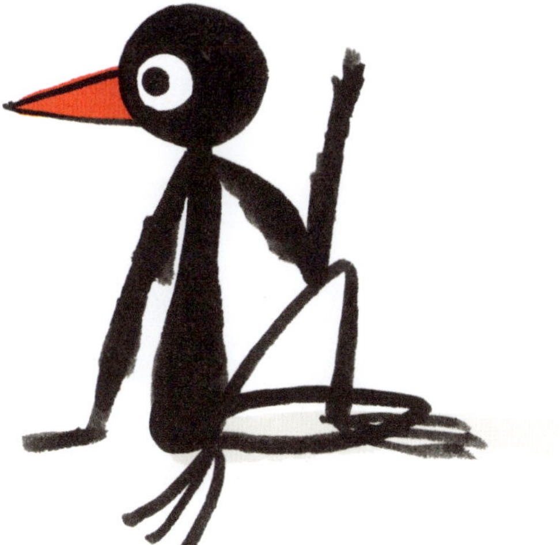

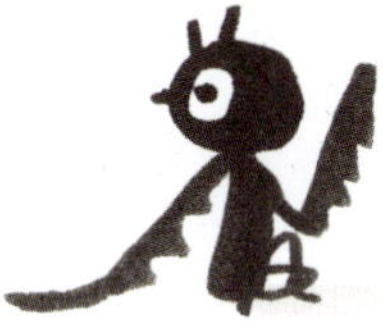

Favorece una
mejor postura
y digestión

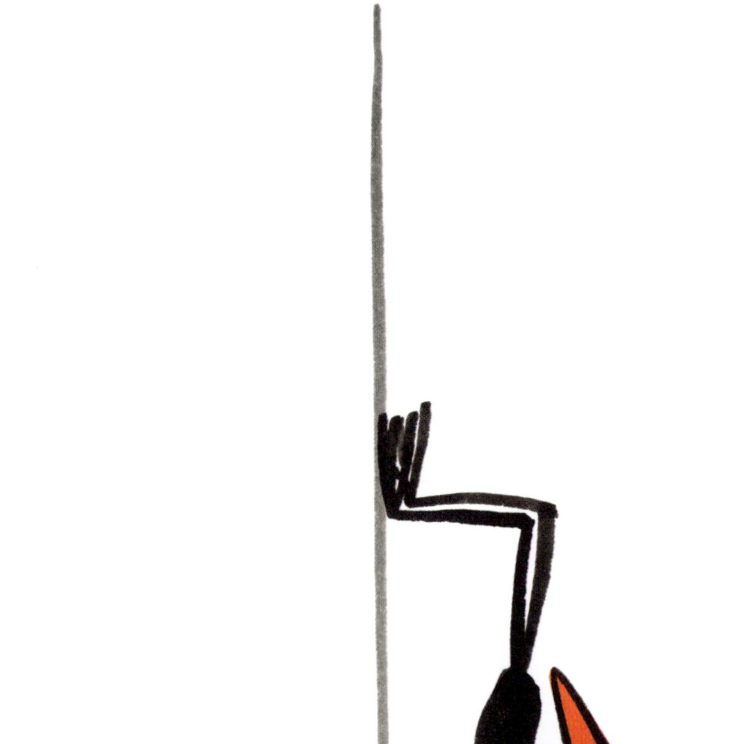

POSTURA INVERTIDA

VELA CON APOYO

Salamba Sarvangasana

EN ESTA VARIANTE DE LA POSTURA DE LA VELA, MÁS SUAVE, APOYA LOS PIES EN UNA PARED PARA LEVANTAR LA PELVIS DEL SUELO. APOYA LAS MANOS EN LAS CADERAS. NO DEBERÍAS SENTIR MOLESTIAS EN EL CUELLO.

TE AYUDA A PREPARARTE PARA LA POSTURA DEL ARADO.

Reduce el estrés y la fatiga

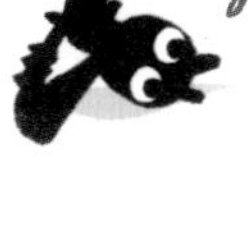

POSTURA INVERTIDA

ARADO

Halasana

TÚMBATE BOCA ARRIBA, EMPUJA EL SUELO CON BRAZOS Y PIERNAS PARA SUBIR LAS RODILLAS AL PECHO A LA VEZ QUE LEVANTAS LAS CADERAS. APOYA LAS MANOS EN LA ESPALDA. CUANDO HAYAS ALZADO LA COLUMNA, ESTIRA LAS PIERNAS Y VUELVE A APOYAR LOS BRAZOS EN EL SUELO, CON LAS PALMAS DE LAS MANOS HACIA ABAJO.

PARA SALIR, BAJA REDONDEANDO LA ESPALDA VÉRTEBRA A VÉRTEBRA.

ESTA SOLO
ME SALE
EN SUEÑOS

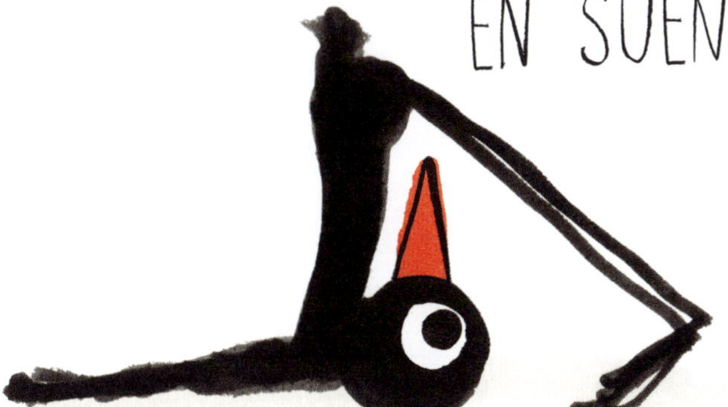

A mí
también

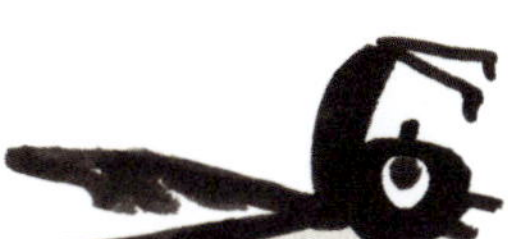

NO SE ME DA BIEN

Hazlo
mejor
que
ayer

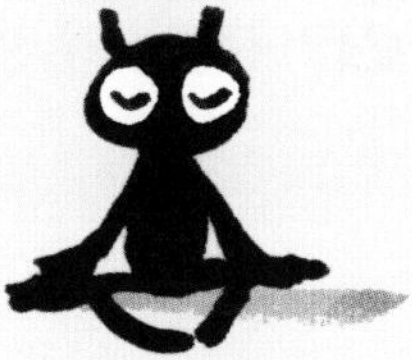

SALTAMONTES

Salabhasana

TÚMBATE BOCA ABAJO Y, DESPACIO, LEVANTA Y EXTIENDE EL PECHO, LA CABEZA Y LAS PIERNAS. ESTIRA LOS BRAZOS A TU ESPALDA, JUNTA LOS OMÓPLATOS Y GIRA LAS PALMAS HACIA EL CUERPO.

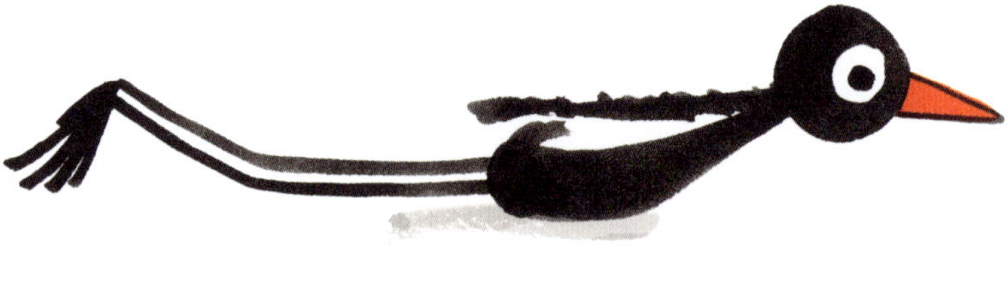

Abre
el pecho
y los hombros

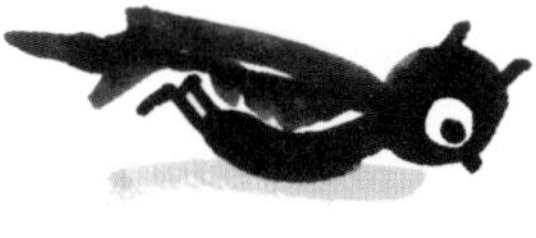

POSTURA SEDENTE

HÉROE

Virasana

SIÉNTATE DE RODILLAS, CON LOS PIES SEPARADOS PARA QUE LOS GLÚTEOS SE APOYEN EN EL SUELO O SOBRE UN COJÍN. MANTÉN LAS RODILLAS JUNTAS Y ESTIRA LA COLUMNA. DESCANSA LAS MANOS SOBRE LAS PIERNAS.

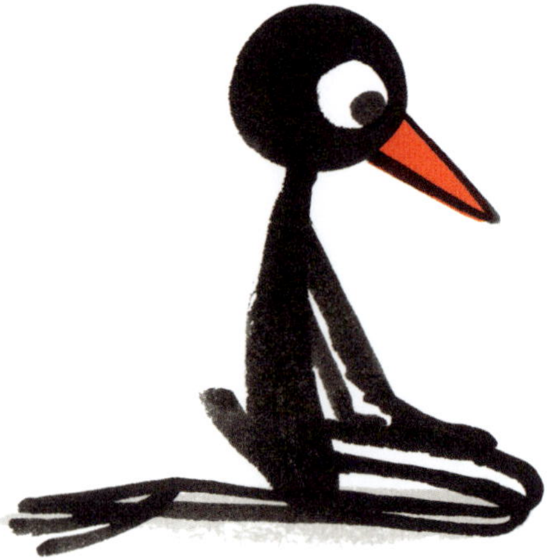

Una buena alternativa a sentarse con las piernas cruzadas

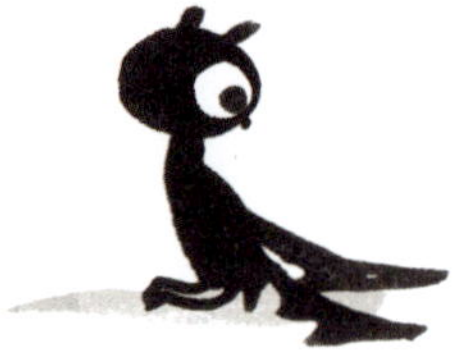

POSTURA RESTAURATIVA

CADÁVER

Savasana

LA POSTURA DEL CADÁVER ES LA MÁS IMPORTANTE. HAY QUE TUMBARSE SIEMPRE AL TERMINAR LA PRÁCTICA. RESPIRA Y CÉNTRATE EN EL PRESENTE.

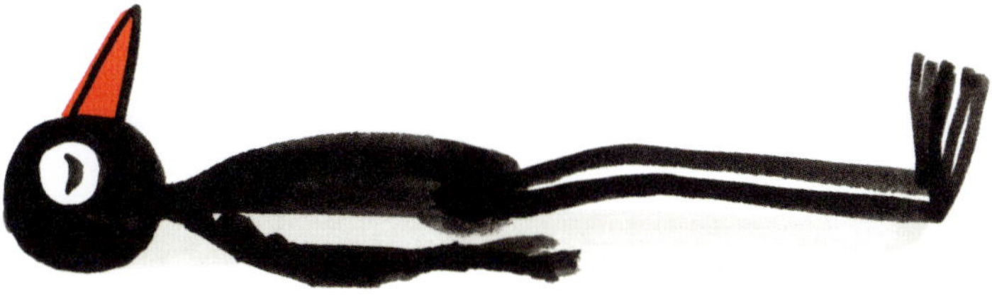

Mi postura de yoga favorita

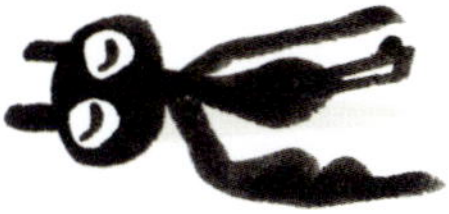

POSTURAS PARA ANTES DE DORMIR

Intenta aguantar en cada una de 5 a 10 respiraciones

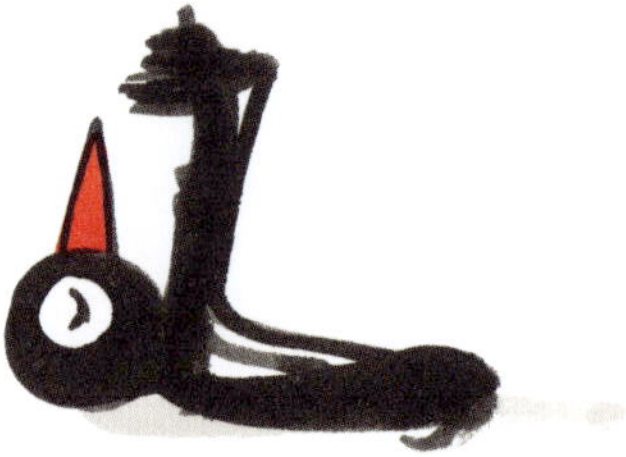

1. BEBÉ FELIZ

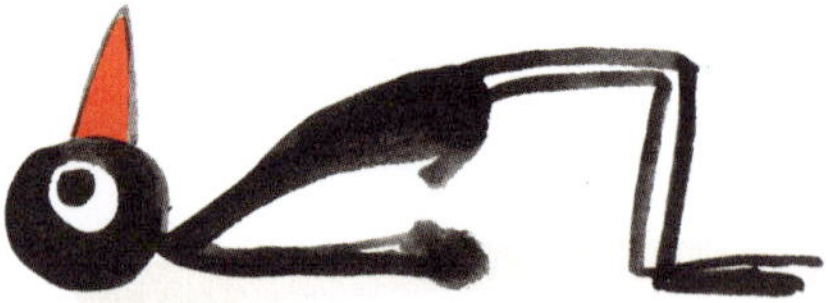

2. PUENTE

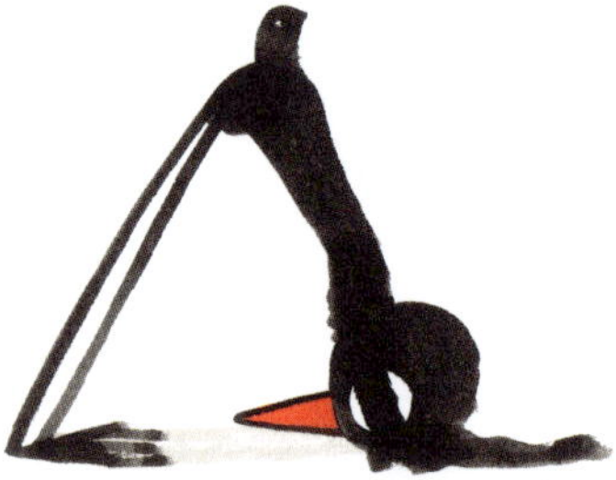

3. DELFÍN

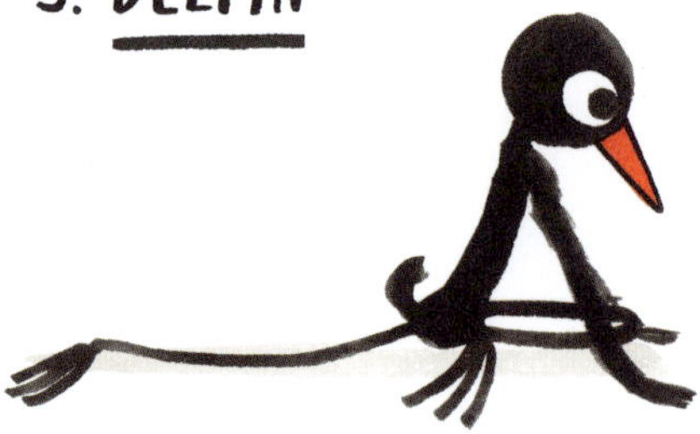

4. PALOMA

*Ambas piernas

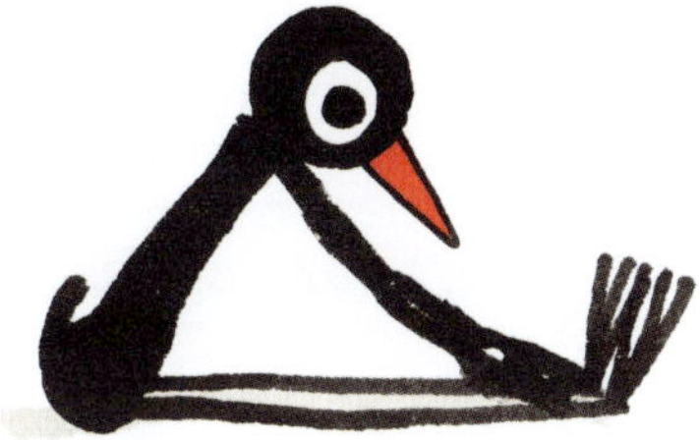

5. PINZA SENTADA

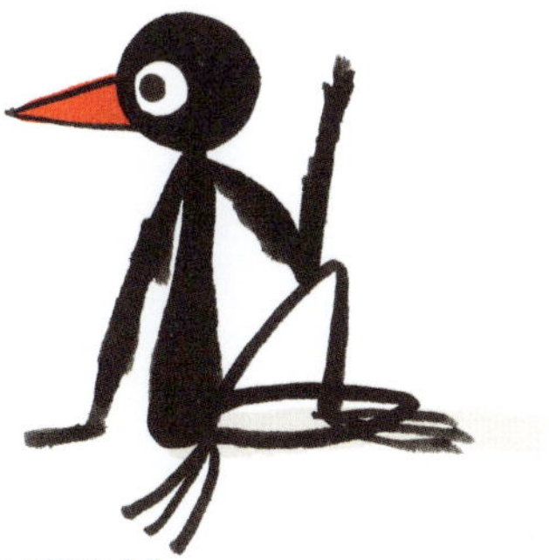

6. MEDIA TORSIÓN SENTADA

*Ambos Lados

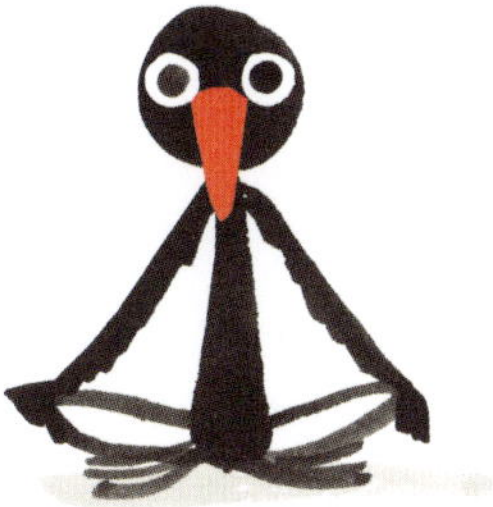

7. FÁCIL/CÓMODA

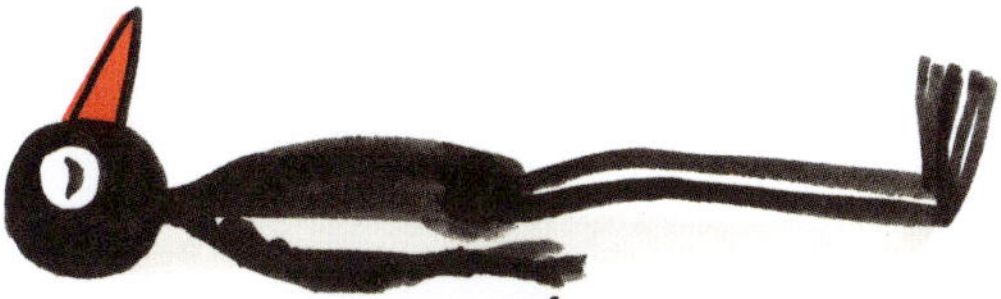

8. CADÁVER

Vuelve a esta
postura
siempre que
lo necesites

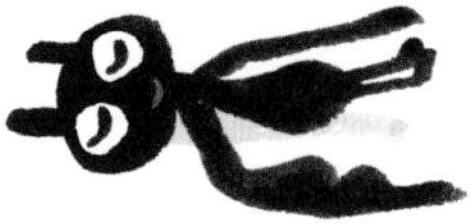

MARION QUIERE DARLE LAS GRACIAS A ZARA LARCOMBE, ROLY ALLEN, GAYNOR SERMON, FELICITY AWDRY Y LEONIE TAYLOR. TAMBIÉN A VANESSA GREEN DE THE URBAN ANT, ANGUS HYLAND Y ELIZABETH SHEINKMAN DE PFD.
ES UN ORGULLO FORMAR PARTE DE LOS PRIMEROS LANZAMIENTOS DE SKITTLEDOG BOOKS.

TÍTULO ORIGINAL: *YOGA FOR STIFF BIRDS*

EDICIÓN ORIGINAL DE SKITTLEDOG, UN SELLO DE THAMES & HUDSON LTD, LONDRES, 2023

LUNWERG ES UN SELLO EDITORIAL DE EDITORIAL PLANETA, S. A.
AVENIDA DIAGONAL, 662-664 - 08034 BARCELONA
CALLE JUAN IGNACIO LUCA DE TENA, 17 - 28027 MADRID
LUNWERG@LUNWERG.COM
WWW.LUNWERG.COM
WWW.INSTAGRAM.COM/LUNWERG
WWW.FACEBOOK.COM/LUNWERG
WWW.TWITTER.COM/LUNWERGLIBROS

PRIMERA EDICIÓN: ENERO DE 2024
ISBN: 978-84-19466-65-5
DEPÓSITO LEGAL: B. 3386-2023
PRINTED IN CHINA - IMPRESO EN CHINA

MIXTO
Papel | Apoyando la silvicultura responsable
FSC® C008047
FSC www.fsc.org

EL PAPEL UTILIZADO PARA LA IMPRESIÓN DE ESTE LIBRO ESTÁ CALIFICADO COMO **PAPEL ECOLÓGICO** Y PROCEDE DE BOSQUES GESTIONADOS DE MANERA **SOSTENIBLE**.